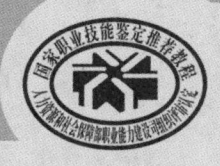

国家职业技能鉴定考试指导
国家职业资格培训教程配套辅导练习

公共营养师

(基础知识)

主　编　杨月欣
副主编　肖　荣　张玉梅　孙长颢
编　者　朱惠莲　马爱国　向雪松　周昇昇
　　　　韩军花　孙长颢　张玉梅　肖　荣
　　　　杨月欣

中国劳动社会保障出版社

图书在版编目(CIP)数据

公共营养师.基础知识/杨月欣主编;人力资源和社会保障部教材办公室组织编写.—北京:中国劳动社会保障出版社,2009
国家职业资格培训教程配套辅导练习
ISBN 978-7-5045-7874-7

Ⅰ.公… Ⅱ.①杨…②人… Ⅲ.营养学-技术培训-习题 Ⅳ.R151-44

中国版本图书馆 CIP 数据核字(2009)第 143856 号

中国劳动社会保障出版社出版发行

(北京市惠新东街1号 邮政编码:100029)

出 版 人:张梦欣

*

北京市科星印刷有限责任公司印刷装订 新华书店经销
787毫米×1092毫米 16开本 16.25印张 314千字
2009年8月第1版 2025年5月第28次印刷

定价:27.00元

营销中心电话:400-606-6496
出版社网址:http://www.class.com.cn

版权专有 侵权必究

如有印装差错,请与本社联系调换:(010)81211666
我社将与版权执法机关配合,大力打击盗印、销售和使用盗版图书活动,敬请广大读者协助举报,经查实将给予举报者奖励。
举报电话:(010)64954652

编写说明

《国家职业资格培训教程辅导练习》（以下简称《辅导练习》）是《国家职业资格培训教程》（以下简称《教程》）的配套辅助教材，每本《教程》对应配套编写一册《辅导练习》。《辅导练习》共包括两部分：

第一部分：鉴定指导。 此部分内容按照《教程》章的顺序，对照《教程》各章内容编写。每章包括五项内容：考核要点、重点复习提示、理论知识辅导练习题、专业能力辅导练习题、参考答案及说明。

——考核要点是依据国家职业标准、结合《教程》内容归纳出的该职业从基础知识到《教程》各章内容的考核要点，以表格形式叙述。表格由考核范围、理论知识考核要点及专业能力考核要点三部分组成。

——重点复习提示为《教程》各章内容的重点提炼，使读者在全面了解《教程》内容基础上重点掌握核心内容，达到更好地把握考核要点的目的。

——理论知识辅导练习题题型采用三种客观性命题方式，即判断题、单选题和多选题，题目内容、题目数量严格依据理论知识考核要点，并结合《教程》内容设置。

——专业能力辅导练习题题型按职业实际情况安排了实际操作题、模拟操作题、案例选择题、案例分析题、情景题、写作题等，部分职业还依据职业特点及实际考核情况采用了其他题型。专业能力题目针对不同题型均给出了答案。

——参考答案及说明中，除答案外对题目还配有简要说明，重点解读出题思路、答题要点等易出错的地方，目的是完成解题的同时使读者能够对学过的内容重新进行梳理。

第二部分：模拟试卷。 包括该级别理论知识考核模拟试卷和专业能力考核模拟试卷若干套，并附有参考答案。理论知识考核模拟试卷体现了本职业该级别大部分理论知识考核要点的内容；专业能力考核模拟试卷完全涵盖了专业能力考核范围，体现了专业能力考核要点的内容。

本职业《辅导练习》共包括5本，即基础知识、国家职业资格四级、国家职业资格三级、国家职业资格二级和国家职业资格一级，本书是其中的一本，适用于对公共营养师的职业技能培训和鉴定考核。本书无专业能力辅导练习题和专业能力考核模拟试卷。

本书在编写过程中得到了卫生部人才交流服务中心和中国CDC营养与食品安全所的大力支持与协助，在此一并表示衷心的感谢。

编写《辅导练习》有相当的难度，是一项探索性工作。由于时间仓促，缺乏经验，不足之处在所难免，恳切欢迎各使用单位和个人提出宝贵意见和建议。

目 录

第一部分 鉴定指导

第一章 公共营养师职业道德 (1)
  考核要点 (1)
  重点复习提示 (1)
  辅导练习题 (2)
  参考答案及说明 (5)

第二章 医学基础 (7)
  考核要点 (7)
  重点复习提示 (7)
  辅导练习题 (10)
  参考答案及说明 (21)

第三章 营养学基础 (25)
  考核要点 (25)
  重点复习提示 (26)
  辅导练习题 (34)
  参考答案及说明 (48)

第四章 人群营养基础 (51)
  考核要点 (51)
  重点复习提示 (52)
  辅导练习题 (56)
  参考答案及说明 (74)

第五章 食物营养与食品加工基础 (78)
  考核要点 (78)
  重点复习提示 (79)
  辅导练习题 (86)

参考答案及说明 ………………………………………………………………（98）

第六章　食品卫生基础 …………………………………………………………（101）
　　考核要点 …………………………………………………………………………（101）
　　重点复习提示 ……………………………………………………………………（102）
　　辅导练习题 ………………………………………………………………………（111）
　　参考答案及说明 …………………………………………………………………（126）

第七章　膳食营养指导与疾病预防 ……………………………………………（129）
　　考核要点 …………………………………………………………………………（129）
　　重点复习提示 ……………………………………………………………………（130）
　　辅导练习题 ………………………………………………………………………（134）
　　参考答案及说明 …………………………………………………………………（149）

第八章　营养教育和社区营养管理基础 ………………………………………（151）
　　考核要点 …………………………………………………………………………（151）
　　重点复习提示 ……………………………………………………………………（151）
　　辅导练习题 ………………………………………………………………………（152）
　　参考答案及说明 …………………………………………………………………（168）

第九章　相关法律法规 …………………………………………………………（171）
　　考核要点 …………………………………………………………………………（171）
　　重点复习提示 ……………………………………………………………………（171）
　　辅导练习题 ………………………………………………………………………（172）
　　参考答案及说明 …………………………………………………………………（177）

第二部分　模拟试卷

基础知识考核模拟试卷（一） ……………………………………………………（182）
基础知识考核模拟试卷（一）参考答案及说明 …………………………………（197）
基础知识考核模拟试卷（二） ……………………………………………………（200）
基础知识考核模拟试卷（二）参考答案及说明 …………………………………（215）
基础知识考核模拟试卷（三） ……………………………………………………（218）
基础知识考核模拟试卷（三）参考答案及说明 …………………………………（233）
基础知识考核模拟试卷（四） ……………………………………………………（236）
基础知识考核模拟试卷（四）参考答案及说明 …………………………………（251）

第一部分 鉴定指导

第一章 公共营养师职业道德

考 核 要 点

基础知识考核范围	考 核 要 点	重要程度
职业道德基本知识	1. 道德的定义	熟悉
	2. 职业道德的定义和特点	掌握
	3. 社会主义职业道德的基本特征	掌握
	4. 社会主义职业道德的基本规范内容	掌握
公共营养师职业守则	1. 公共营养师的职业守则内容	掌握
	2. 如何贯彻公共营养师的职业守则	了解

重点复习提示

一、职业道德基本知识

1. 道德的定义

道德是一定社会、一定阶级调节人与人之间、个人与社会之间、个人与自然之间各种关系的行为规范的总和。

2. 职业道德的定义和特点

职业道德就是符合职业特点的所要求的道德准则、道德情操与道德品质的总和，是人们在从事职业活动的过程中形成的一种内在的、非强制性的约束机制。

职业道德的特点包括：行业性、连续性、实用性及规范性、社会性及时代性。

3. 社会主义职业道德的基本特征

社会主义职业道德是建立在以公有制为主体的经济基础之上的一种社会意识，是在社会主义道德指导下形成与发展的。人们不论从事哪种职业，都不仅是为个人谋生，而是贯穿着为社会、为人民、为集体服务这一根本要求。

4. 社会主义职业道德的基本规范内容

爱岗敬业、诚实守信、办事公道、服务群众、奉献社会。

二、公共营养师职业守则

1. 遵纪守法、诚实守信、团结协作。
2. 忠于职守、爱岗敬业、钻研业务。
3. 认真负责、服务于民、平等待人。
4. 科学求实、精益求精、开拓创新。

辅导练习题

一、判断题（下列判断正确的请在括号内打"√"，错误的请在括号内打"×"）

1. 职业道德是人们在职业活动中形成的一种外在的、非强制性的约束机制。（　　）
2. 遵纪守法是指在法律范围内可以一定程度视人情办事。（　　）
3. 公共营养师可以"王婆卖瓜、自卖自夸"，一定程度地夸夸自己。（　　）
4. 公共营养师职业道德具有法律约束力。（　　）
5. 公共营养师的职业守则是对其品格、纪律、责任、技能的要求。（　　）
6. 职业道德只是有助于提高个人职业素养和本行业的发展。（　　）
7. 社会主义职业道德基本规范内容包括：爱岗敬业、诚实守信、办事公道、服务群众、奉献社会。（　　）
8. 面对我国营养不良现状公共营养师应该树立治疗为主的观念。（　　）
9. 营养工作者应该对经济和文化发达地区、人群和个体给予更多的关注。（　　）
10. 道德既是人们的行为准则，又是评价人们思想和行为的标准。（　　）
11. 职业分类是以工作性质的同一性为基本原则，对社会职业进行的系统划分与归类。（　　）
12. 一种职业区别于另一种职业，一般通过职业活动的对象、从业方式等的不同予以体现。（　　）
13. 职业以获得现金或实物等报酬为目的。（　　）
14. 职业是从业人员在特定社会生活环境中所从事的一种与其他社会成员相互关联、相互服务的社会活动。（　　）

15. 公共营养师的职业定义是：从事膳食营养评价与指导、营养与食品安全知识传播，促进社会公众健康工作的专业人员。（   ）

二、单项选择题（下列每题有4个选项，其中只有1个是正确的，请将其代号填写在横线空白处）

1. 下列哪项不属于职业道德的特点_____。
   A. 阶段性   B. 行业性
   C. 规范性   D. 社会性

2. 下列哪项属于社会主义道德的基本规范_____。
   A. 爱岗敬业   B. 职业道德
   C. 实用主义   D. 个人利益为先

3. 下列解释诚实守信的说法哪一种是错误的_____。
   A. 不讲假话，不歪曲事实   B. 投机取巧，趁机捞点便宜
   C. 讲信誉、重信用   D. 在职业上履行自己承担的义务

4. 职业道德，就是从事一定职业的人，在工作和劳动过程中，所应遵守的，与其职业活动紧密相关的是_____。
   A. 道德原则   B. 道德规范
   C. 道德责任   D. 道德原则和规划的总和

5. 敬业是一种对待自己职业的应有态度，它的核心要求是_____。
   A. 对待工作可以应付了事   B. 对待工作勤奋努力，精益求精，尽职尽责
   C. 努力工作只为挣钱养家   D. 认真工作是为了受到领导、群众的好评

6. 公共营养师职业道德中不包括_____。
   A. 遵纪守法   B. 诚实守信
   C. 团结协作   D. 科学发展

7. 公共营养师职业道德不包括_____。
   A. 忠于职守   B. 爱岗敬业
   C. 钻研业务   D. 学习文化

8. 公共营养师职业守则不对从事公共营养师职业的人员的_____进行要求。
   A. 职业目标   B. 职业责任
   C. 专业技术胜任能力   D. 与同行、社会关系

9. 职业是指从业人员为获取_____而从事的社会性工作类别。
   A. 主要生活来源   B. 主要社会贡献
   C. 工资   D. 主要工作

三、多项选择题（下列每题中的多个选项中，至少有2个是正确的，请将正确答案的代号填在横线空白处）

1. 公共营养师的职业守则包括下列哪几项_____。
   A. 遵纪守法、诚实守信、团结协作   B. 忠于职守、爱岗敬业、钻研业务
   C. 认真负责、服务于民、平等待人   D. 科学求实、精益求精、开拓创新

2. 职业道德的特点有_____。
   A. 行业性   B. 连续性
   C. 实用性   D. 规范性
   E. 社会性   F. 时代性

3. 职业道德的基本规范包括_____。
   A. 爱岗敬业   B. 努力进取
   C. 诚实守信   D. 办事公道
   E. 服务群众   F. 奉献社会

4. 所谓"职业"需同时具备下列特征_____。
   A. 目的性   B. 社会性
   C. 稳定性   D. 规范性
   E. 群体性   F. 联系性

5. 一种职业区别于另一种职业的根本属性，一般通过职业活动的_____等不同予以体现。
   A. 服务对象   B. 从业方式
   C. 工具   D. 体力
   E. 工资   F. 技术

6. 职业分类体系则通过_____等，描述出每一个职业类别的内涵与外延。
   A. 职业代码   B. 职业名称
   C. 职业定义   D. 职业包括的主要工作内容
   E. 职业工种   F. 职业工资

7. 公共营养师职业共设四个等级，目前包括_____。
   A. 一级公共营养师   B. 二级公共营养师
   C. 三级公共营养师   D. 四级公共营养师
   E. 五级公共营养师   F. 国际注册营养师

8. 职业道德的涵义包括以下方面_____。
   A. 职业道德是一种职业规范，受社会普遍的认可

B. 职业道德是长期以来自然形成的

C. 职业道德依靠文化、内心信念和习惯，通过员工的自律实现

D. 职业道德大多没有实质的约束力和强制力

E. 职业道德的主要内容是对员工义务的要求

F. 职业道德标准多元化，代表了不同企（单位）业可能具有不同的价值观

9. 分析"职业道德"的特点，以下描述正确的是_____。

A. 职业道德具有适用范围的有限性，即由于各种职业的职业责任和义务不同，从而形成各自特定的职业道德的具体规范

B. 职业道德具有发展的历史继承性，如"有教无类""学而不厌，诲人不倦"，从古至今始终是教师的职业道德。职业道德承载着职业文化和凝聚力，影响深远

C. 职业道德表达形式多种多样，由于各种职业道德的要求都较为具体、细致，因此其表达形式多种多样

D. 职业道德兼有强烈的纪律性，它既要求人们能自觉遵守，又带有一定的强制性。例如，工人必须执行操作规程和安全规定；军人要有严明的纪律等。因此，职业道德有时又以制度、章程、条例的形式表达，让从业人员认识到职业道德又具有纪律的规范性

E. 职业道德总是要鲜明地表达职业义务、职业责任以及职业行为上的道德准则

F. 职业道德一般反映社会道德和阶级道德的要求，其次反映职业、行业以至产业特殊利益的要求

10. 职业道德是社会道德体系的重要组成部分，它一方面具有社会道德的一般作用，另一方面它又具有自身的特殊作用，职业道德的社会作用具体表现在_____。

A. 调节职业交往中从业人员内部以及从业人员与服务对象间的关系

B. 是社会精神文明建设的基础性工程

C. 有助于维护和提高本行业的信誉

D. 促进本行业的发展

E. 有助于提高全社会的道德水平

F. 影响着公共生活的公共秩序、文明礼貌

参考答案及说明

一、判断题

1. ×。职业道德使人们在职业活动中形成的一种内在的、非强制性的约束机制。

2. ×。遵纪守法不能视人情办事。

3. ×。公共营养师不得浮夸和吹嘘自己。

4. ×。公共营养师职业道德不具有法律约束力。

5. √

6. ×。职业道德不只是有助于提高个人职业素养和本行业的发展,还可以对整个社会道德水平的提高发挥重要作用。

7. √

8. ×。面对我国营养现状应该树立预防为主的观念。

9. ×。营养工作者应该对经济和文化欠发达地区、人群和个体给予更多的关注。

10. √

11. √

12. √

13. √

14. √

15. √

二、单项选择题

1. A 2. A 3. B 4. D 5. B 6. D 7. D 8. A 9. A

三、多项选择题

1. ABCD 2. ABCDEF 3. ACDEF 4. ABCDE 5. AB 6. ABCD 7. ABCD
8. ABCDEF 9. ABCDE 10. ACDE

第二章 医学基础

考 核 要 点

基础知识考核范围	考 核 要 点	重要程度
人体解剖生理基础	1. 人体结构基础知识	掌握
	2. 运动和呼吸系统组成及功能	熟悉
	3. 消化系统组成和功能	掌握
	4. 循环系统组成和功能	掌握
	5. 免疫系统组成和功能	掌握
	6. 内分泌系统组成和功能	掌握
	7. 泌尿和生殖系统组成和功能	熟悉
	8. 感觉和神经系统组成和功能	熟悉
食物消化吸收	1. 口腔内消化、胃内消化和吸收	掌握
	2. 小肠、大肠内消化和吸收	掌握
不同人群的生理特点	1. 孕妇和乳母的生理特点	掌握
	2. 婴幼儿、学龄前儿童的生理特点	掌握
	3. 学龄儿童、青少年和老年人的生理特点	熟悉

重点复习提示

一、人体解剖生理基础

1. 人体结构基础知识

构成人体的基本单位是细胞，细胞组合成组织，组织又组合成系统，并构成器官。多种组织器官构建成了复杂的人体。

（1）细胞

除极少数细胞（如红细胞）外，细胞均由细胞膜、细胞质和细胞核三部分组成。

（2）组织

结构和功能相同或相似的一些细胞及其周围的细胞间质一起构成组织。人体有四大类基本组织：上皮组织、结缔组织、肌组织和神经组织。

（3）器官、系统和人体的分部

不同的组织结合在一起构成了具有一定形态和特定功能的器官，如心、肾、肝、脾等。若干个器官结合起来共同组成完成某种生理功能的系统。人体包括运动、循环、呼吸、消化、泌尿、生殖、神经、内分泌以及感觉器官等九大系统。

2. 消化系统组成和功能

消化系统由消化管和消化腺两部分组成。消化管包括口腔、咽、食管、胃、小肠（十二指肠、空肠和回肠）、大肠（盲肠、结肠和直肠）。其中口腔到十二指肠为上消化道，空肠以下为下消化道。消化腺包括口腔唾液腺、肝、胰及消化管壁内的小腺体（如胃腺、肠腺）等，它们均借排出管道将分泌物排入消化管腔内，对食物进行化学性消化。

3. 循环系统组成和功能

循环系统是进行血液循环的动力和管道系统，由心血管系统和淋巴系统组成。心血管系统包括心脏、动脉、毛细血管和静脉，淋巴系统包括淋巴管道和淋巴器官，是血液循环的支流。根据血液在心血管系中的循环途径和功能不同，可将血液循环分为体循环（大循环）与肺循环（小循环）两部分。

4. 免疫系统组成和功能

免疫系统由免疫器官、免疫细胞和免疫分子组成，是一个极其复杂而又十分重要的生理系统。

5. 内分泌系统组成和功能

内分泌系统包括垂体、甲状腺、甲状旁腺、肾上腺、性腺、胰岛、胸腺及松果体等。这些腺体分泌高效能的有机化学物质（激素），经过血液循环而传递化学信息到靶细胞、靶组织或靶器官，发挥兴奋或抑制作用。

二、食物消化吸收

1. 口腔内消化

人的口腔内有三对大的唾液腺：腮腺、舌下腺、颌下腺，还有无数散在的小唾液腺，唾液就是由这些唾液腺分泌的混合液。唾液有如下作用：

（1）唾液可湿润与溶解食物，以引起味觉。

（2）唾液可清洁和保护口腔，当有害物质进入口腔后，唾液可起冲洗、稀释及中和作用，其中的溶菌酶可杀灭进入口腔内的微生物。

（3）唾液中的蛋白可使食物合成团，便于吞咽。

(4) 唾液中的淀粉酶可对淀粉进行简单的分解，但这一作用很弱，且唾液淀粉酶仅在口腔中起作用，当进入胃后，pH 值下降，此酶迅速失活。

2. 胃内消化和吸收

食物入胃后被暂时储存，在此期间受到胃液的化学性消化和胃壁肌肉的机械性消化。胃的吸收功能很弱，正常情况下仅吸收少量的水分和酒精。

3. 小肠内消化和吸收

食糜进入小肠后，在胰液、胆汁、小肠液和小肠运动的作用下，基本完成食物的消化和吸收过程。小肠内消化和吸收过程是消化吸收中最重要的阶段。

小肠细胞膜的吸收作用主要依靠被动转运与主动转运两种形式来完成：被动转运形式主要包括被动扩散、易化扩散、滤过、渗透等作用；而在许多情况下，某种营养成分必须要逆着浓度梯度（化学的或电荷的）的方向穿过细胞膜，这种形式称主动转运。

4. 大肠内消化和吸收

大肠是消化管的末段。人类的大肠内没有重要的消化活动，主要是吸收水分和盐类。大肠细菌能利用大肠的内容物合成人体必需的某些维生素，经细菌分解作用后的食物残渣及其分解产物、肠黏膜的分泌物、脱落的肠上皮细胞和大量的细菌一起组成粪便，排出体外。

三、不同人群的生理特点

1. 孕妇的生理特点

(1) 孕期内分泌的改变包括母体卵巢及胎盘激素分泌增加、孕期甲状腺素及其他激素水平的改变。

(2) 孕期消化功能改变。

(3) 孕期血液容积及血液成分改变。

(4) 孕期肾功能改变。

(5) 孕期体重增加。

2. 乳母的生理特点

乳母最主要的生理特征是：一方面要逐步补偿妊娠、分娩时所损耗的营养素储备，促进各器官、系统功能的恢复；另一方面要分泌乳汁、哺育婴儿。所以她们比一般妇女需要更多的营养素。

3. 婴儿的生理特点

婴儿体格发育特点：与胎儿期的头颅生长最快不同，婴幼儿期以躯干增长最快。

婴儿消化系统发育特点：新生儿的消化器官发育尚未成熟，功能未健全，口腔狭小，嘴唇黏膜的皱褶很多，颊部有丰富的脂肪，有利于婴儿吸吮。新生儿的涎腺欠成熟，唾液分泌较少，唾液中淀粉酶含量低，不利于消化淀粉。到3～4个月时涎腺逐渐发育完善，唾液中的淀粉酶也逐渐增加，6个月起唾液的作用增强。

辅导练习题

一、判断题（下列判断正确的请在括号内打"√"，错误的请在括号内打"×"）

1. 消化是指食物在物理或化学因素下，由大分子分解为小分子的过程。（　）
2. 消化系统是由食管、小肠等消化管组成的。（　）
3. 老年人蛋白质、维生素的需要量应低于成人。（　）
4. 胸腺是人体最大的腺体。（　）
5. 人在婴幼儿期躯干增长最快。（　）
6. 青春期生长发育女孩早于男孩，其持续时间也长于男孩。（　）
7. 在孕期，肠道对一些营养素，如铁、钙等的吸收量增加。（　）
8. 组织是构成人体的基本结构和功能单位。（　）
9. 老年人容易骨折是因为骨胶原合成减少，剩下较多的钙质导致骨骼变脆。（　）
10. 消化腺借排出管道将分泌物排入消化管腔内，对食物进行物理性消化。（　）
11. 血浆含有大量水分和一定量的溶质。（　）
12. 胃是重要吸收器官，吸收能力很强。（　）
13. 大肠没有重要的消化活动，其功能主要是吸收水分和盐类。（　）
14. 妊娠早期基础代谢率略有下降，中晚期逐渐升高。（　）
15. 孕期妇女经过280天通过胎盘转运供给胎儿生长发育所需营养。（　）
16. 婴儿出生后前6个月，其体重平均每月增长0.5 kg。（　）
17. 由于贲门括约肌松弛，胃内食物可逆流入食管下部，引起反胃等早孕反应。（　）
18. 孕期生理性贫血是由于血液的相对浓缩。（　）
19. 孕期尿中葡萄糖排除量的增加与血糖浓度有关。（　）
20. 生长发育中少年儿童的能量处于正平衡状态。（　）
21. 孕期尿糖增加是真性糖尿病。（　）
22. 乳母膳食中钙含量不足时首先会使乳汁中钙下降。（　）
23. 婴儿期是人一生中生长发育最快的时期。（　）
24. 婴幼儿头颅生长最快，躯干生长慢于头颅发育。（　）
25. 头围是指自眉弓上方最突出处，经枕后结节绕头的周长。（　）

26. 足月新生儿平均身长 50 cm。（ ）
27. 幼儿全部 20 颗乳牙出齐不应迟于 1.5 岁。（ ）
28. 婴儿 1 岁时体重达到或超过出生时的 2 倍，即应大于 9 kg。（ ）
29. 幼儿 3 岁时身长约 100 cm，约为出生时的 3 倍。（ ）
30. 学龄前儿童智力发育迅速，头颅增长超过下肢增长幅度。（ ）
31. 6 岁时第一恒牙萌出，咀嚼力基本达到成人水平。（ ）
32. 青春期男孩体格突增开始时间早于女孩 2 年。（ ）
33. 女孩约在 9～11 岁时青春期第二次体格突增。（ ）
34. 青春突增期后生长速度再次减缓，女孩在 17～18 岁、男孩在 20～22 岁身高停止增长。（ ）
35. 老年人代谢特点是分解代谢降低，合成代谢增高。（ ）
36. 老年人随年龄增长体内瘦体组织减少而脂肪组织增加。（ ）
37. 老年人心律减慢，心脏搏出量减少，血管逐渐硬化，造成高血压患病率升高。（ ）
38. 绝经后妇女患心血管疾病和骨质疏松症的发生率比男性患病率低。（ ）
39. 妇女绝经后易骨折和骨质疏松。（ ）
40. 细胞是构成人体的基本单位。（ ）
41. 细胞组合成组织，组织又组合成系统，构成器官。多种组织器官构建成了复杂的人体。（ ）
42. 细胞都是由细胞膜、细胞质和细胞核三部分组成。（ ）
43. 结构和功能不同的一些细胞及其周围的细胞间质一起构成组织。（ ）
44. 人体有上皮组织、结缔组织、肌组织共三大类基本组织。（ ）
45. 不同的组织结合在一起构成了具有一定形态和特定功能的器官，如心、肾、肝、脾等。（ ）
46. 人体包括运动、循环、呼吸、消化、泌尿、内分泌以及感觉器官七大系统。（ ）
47. 运动系统由骨和骨骼肌组成。（ ）
48. 消化系统由消化管和消化腺两部分组成。消化管包括口腔、食管、胃、小肠、结肠。（ ）
49. 消化腺是分泌消化液的器官，主要有唾液腺、胃腺、胰和肠腺等。（ ）
50. 循环系统是进行血液循环的动力和管道系统，由心血管系统和神经系统组成。（ ）
51. 心血管系统包括心脏、动脉和静脉，淋巴系统包括淋巴和淋巴器官，是血液循环的

支流。（　）

52. 根据血液的循环途径和功能不同，可将血液循环分为体循环（大循环）与肺循环（小循环）两部分。（　）

53. 血液的组成成分主要是血浆和血细胞。血浆包括水和蛋白质，血细胞包括白细胞和红细胞。（　）

54. 免疫系统由免疫细胞和免疫分子组成。（　）

55. 中枢免疫器官包括胸腺、感受器。胸腺为T淋巴细胞分化、成熟的场所，可分泌多种胸腺激素，包括胸腺素α与β家族、胸腺生成素、胸腺九肽及胸腺体液因子等。（　）

56. 免疫细胞泛指所有参与免疫应答反应或与免疫应答反应有关的细胞及其前身，包括造血干细胞、淋巴细胞、单核吞噬细胞三种。（　）

57. 脑位于颅腔内，由脑干、间脑、小脑组成。（　）

58. 神经系统根据所在的部位分为中枢神经系统和周围神经系统。（　）

59. 中枢神经系统位于颅腔和椎管内，包括脑和脊髓两部分。（　）

60. 躯体神经支配体表结构和骨关节，内脏神经支配内脏和腺体。（　）

61. 如果一条神经只含运动纤维，就称为纤维神经。（　）

62. 激素按其化学结构主要分为两大类：第一类是含氮类激素，第二类是含氧类激素。（　）

63. 内分泌系统包括垂体、甲状腺、胰岛及松果体等。（　）

二、单项选择题（下列每题有4个选项，其中只有1个是正确的，请将其代号填写在横线空白处）

1. 下列有关唾液作用的描述，错误的是_____。
   A. 唾液可湿润与溶解食物，以引起味觉
   B. 唾液可清洁和保护口腔
   C. 唾液可杀灭进入口腔内的微生物
   D. 唾液淀粉酶可对淀粉进行彻底的分解

2. 下列有关胰液的描述错误的是_____。
   A. 胰液是由胰腺的外分泌腺分泌的
   B. 胰液是弱酸性液体
   C. 胰液能中和进入十二指肠的胃酸
   D. 胰液提供小肠内多种消化酶的最适pH值

3. 胆汁主要是对_____进行消化和吸收。
   A. 脂肪
   B. 蛋白质
   C. 矿物质
   D. 维生素

4. 机体的免疫系统不包括_____。

A. 淋巴结 B. 肝脏
C. 骨髓 D. 脾

5. 乳母膳食摄入量对乳汁中_____的影响不明显。
   A. 钙 B. 乳糖
   C. 维生素 B_1 D. 维生素 A

6. 婴儿前半岁体重公式为_____。
   A. 出生体重＋月龄×0.6 B. 出生体重＋月龄×0.8
   C. 出生体重＋（月龄－6）×0.6 D. 出生体重＋3.6＋（月龄－6）×0.5

7. 食物消化吸收的主要部位是_____。
   A. 胃 B. 口腔
   C. 小肠 D. 大肠

8. 脂肪大部分在_____吸收。
   A. 小肠 B. 胃
   C. 肝脏 D. 大肠

9. 下列哪项_____与婴儿生长发育特点不符合。
   A. 1周岁时身长可达出生时的1.5倍 B. 婴儿出生体重平均为3 000 g
   C. 婴儿出生时平均身长为50 cm D. 1周岁时体重可达出生时的1.5倍

10. 血浆中的糖类主要是_____，正常浓度为_____ mmol/L。
    A. 葡萄糖，3.9～7 B. 葡萄糖，3.9～6.1
    C. 乳糖，3.9～7 D. 乳糖，3.9～6.5

11. 大肠主要吸收_____。
    A. 蛋白质 B. 脂肪
    C. 水和盐类 D. 碳水化合物

12. 婴儿体内_____含量最低。
    A. 脂肪酶 B. 唾液淀粉酶
    C. 胆盐 D. 胃蛋白酶

13. 2岁至青春前期体重公式为_____。
    A. 体重（kg）＝年龄×2＋7（或8）
    B. 体重（kg）＝年龄×0.6＋7（或8）
    C. 体重（kg）＝年龄×1.5＋7（或8）
    D. 体重（kg）＝年龄×2＋5（或6）

14. 2岁至青春前期身高公式为_____。

A. 身高（cm）＝年龄×7＋70　　　B. 身高（cm）＝年龄×6＋70
C. 身高（cm）＝年龄×7＋80　　　D. 身高（cm）＝年龄×8＋60

15. _____是构成人体的基本结构和功能单位。
    A. 细胞　　　　　　　　　　　B. 组织
    C. 器官　　　　　　　　　　　D. 骨骼

16. 人体内钙的_____存在于骨骼及牙齿。
    A. 80%　　　　　　　　　　　B. 50%
    C. 90%　　　　　　　　　　　D. 99%

17. 进行气体交换的场所是_____。
    A. 鼻　　　　　　　　　　　　B. 气管
    C. 肺　　　　　　　　　　　　D. 咽

18. 正常人的血浆的pH值是_____。
    A. 5.35～6.35　　　　　　　　B. 6.35～7.35
    C. 7.35～7.45　　　　　　　　D. 7.45～7.85

19. 胃分泌的内因子不足时，则_____吸收不良，影响红细胞的生成，造成巨幼红细胞性贫血。
    A. 维生素 A　　　　　　　　　B. 维生素 B_1
    C. 维生素 B_2　　　　　　　 D. 维生素 B_{12}

20. 哺乳对母体健康的影响哪一项不符合_____。
    A. 引起子宫收缩　　　　　　　B. 减少子宫出血
    C. 促进子宫恢复　　　　　　　D. 减少宫颈癌的发生

21. 乳母前六个月每天泌乳约_____mL。
    A. 600　　　　　　　　　　　B. 650
    C. 700　　　　　　　　　　　D. 750

22. 分娩后的_____天内分泌的乳汁称为初乳。
    A. 4　　　　　　　　　　　　B. 5
    C. 6　　　　　　　　　　　　D. 7

23. 幼儿全部20颗乳牙出齐应不迟于_____岁。
    A. 2　　　　　　　　　　　　B. 2.5
    C. 3　　　　　　　　　　　　D. 3.5

24. 幼儿_____月龄胃蛋白质酶的分泌已达到成人水平。
    A. 16　　　　　　　　　　　　B. 17

C. 18　　　　　　　　　　　　D. 19

25. 新生儿出生体重平均为_____ kg。
   A. 3　　　　　　　　　　　　B. 3.3
   C. 3.5　　　　　　　　　　　D. 4

26. 婴儿一岁时身长约达_____ cm。
   A. 70　　　　　　　　　　　 B. 75
   C. 80　　　　　　　　　　　 D. 85

27. 婴儿出生头围平均为_____ cm。
   A. 30　　　　　　　　　　　 B. 32
   C. 34　　　　　　　　　　　 D. 36

28. 婴儿_____个月涎腺发育完善。
   A. 1～2　　　　　　　　　　 B. 2～3
   C. 3～4　　　　　　　　　　 D. 4～5

29. 新生儿的胃容量为_____ mL。
   A. 20～25　　　　　　　　　 B. 25～30
   C. 25～50　　　　　　　　　 D. 30～50

30. 老年人的基础代谢与中年人相比降低_____。
   A. 15%～20%　　　　　　　　B. 20%～25%
   C. 25%～30%　　　　　　　　D. 30%～35%

31. 老年人对蛋白质的摄入量，应保证质优量适宜，主要原因是由于_____。
   A. 基础代谢降低　　　　　　B. 分解代谢增高
   C. 合成代谢增高　　　　　　D. 内分泌改变

32. 一般可根据定期测量孕妇_____的增长来评价和判断能量的摄入是否适宜。
   A. 体重　　　　　　　　　　B. 腰围
   C. 皮褶厚度　　　　　　　　D. 胸围

33. 孕期血容量增加，至孕_____周达到高峰，最大增加量为50%。
   A. 12～14　　　　　　　　　B. 20～22
   C. 24～26　　　　　　　　　D. 28～32

34. 孕前体重正常，不计划哺乳的女性，其适宜的孕期增重为_____ kg。
   A. 10　　　　　　　　　　　B. 12
   C. 14　　　　　　　　　　　D. 15

35. 孕前体重正常，计划哺乳的女性，其适宜的孕期增重为_____ kg。

A. 10 B. 12
C. 14 D. 15

36. 孕前体重超过标准体重120％的女性，其适宜的孕期增重为_____kg。
    A. 10 B. 12
    C. 14 D. 7～8

37. 乳母膳食中_____缺乏会使乳汁中也相应缺乏，导致婴儿患急性脚气病。
    A. 维生素 A B. 维生素 B_1
    C. 维生素 B_2 D. 维生素 B_{12}

38. 足月新生儿的平均身长为_____cm。
    A. 30 B. 40
    C. 50 D. 60

39. 幼儿期2岁时体重增长到约_____kg。
    A. 8 B. 10
    C. 12 D. 15

40. 幼儿3岁时身长约_____cm，为出生时的2倍。
    A. 80 B. 100
    C. 120 D. 150

41. 青春期第二次体格突增女孩在_____岁。
    A. 8～10 B. 9～11
    C. 10～12 D. 11～13

42. 青春期第二次体格突增男孩在_____岁。
    A. 8～10 B. 9～11
    C. 10～12 D. 11～13

43. 青春突增期后生长速度再次减缓，女孩在_____岁身高停止增长。
    A. 15～16 B. 16～17
    C. 17～18 D. 19～20

44. 青春突增期后生长速度再次减缓，男孩在_____岁身高停止增长。
    A. 16～18 B. 18～20
    C. 19～21 D. 20～22

45. 老年人随年龄增长体内瘦体组织_____，脂肪组织_____。
    A. 减少　增加 B. 减少　减少
    C. 减少　减少 D. 增加　增加

46. 妇女绝经后患心血管疾病和骨质疏松症比男性患病率_____。

   A. 高　　　　　　　　　　　　B. 低

   C. 一样　　　　　　　　　　　D. 无比较

47. 绝经后妇女主要生理特征是_____水平低落。

   A. 胰岛素　　　　　　　　　　B. 黄体生成素

   C. 雌激素　　　　　　　　　　D. 激素

48. 通常所说的血型是指红细胞的血型，主要包括两个血型系统。_____血型系统可分为 A 型、B 型、AB 型和 O 型。

   A. RH 血型系统　　　　　　　 B. RY 血型系统

   C. ABO 血型系统　　　　　　 D. OAB 血型系统

49. 正常情况下，机体通过_____免疫防御体系，保护机体免受外源性病原体的侵害。

   A. 自身免疫　　　　　　　　　B. 非特异性和特异性

   C. 内分泌　　　　　　　　　　D. 免疫分子

50. 中枢神经系统组成不包括_____。

   A. 脑干　　　　　　　　　　　B. 脊髓

   C. 小脑　　　　　　　　　　　D. 内脏

三、**多项选择题**（下列每题中的多个选项中，至少有 2 个是正确的，请将正确答案的代号填在横线空白处）

1. 胰液中所含的有机物主要包括_____。

   A. 胆汁酸　　　　　　　　　　B. 胰淀粉酶

   C. 胰脂肪酶　　　　　　　　　D. 胰蛋白酶

   E. 糜蛋白酶　　　　　　　　　F. 碳酸氢盐

2. 下列关于胃酸的描述正确的是_____。

   A. 胃酸由盐酸构成，由胃黏膜的壁细胞分泌

   B. 可激活胃蛋白酶原形成胃蛋白酶

   C. 维持胃内 pH 值，使钙、铁等处于结合状态

   D. 杀死随同食物进入胃内的微生物

   E. 使蛋白质变性，更容易被消化酶分解

   F. 可促进胰液、小肠液的分泌

3. 甲状腺的生理作用有_____。

   A. 促进生长发育　　　　　　　B. 促进脂肪、蛋白质、糖代谢

C. 维持神经兴奋 D. 降低心律
E. 增加产热 F. 加快心律

4. 老年人生理特点主要有_____。
   A. 合成代谢功能降低 B. 消化系统功能减退
   C. 免疫功能减弱 D. 脂肪组织增多
   E. 容易出现骨折 F. 分解代谢降低

5. 人体基本组织包括_____。
   A. 上皮组织 B. 结缔组织
   C. 肌肉组织 D. 神经组织
   E. 血液组织

6. 骨质的组成包括_____。
   A. 有机质和无机质 B. 骨胶原
   C. 黏多糖 D. 碳酸钙
   E. 磷酸钙

7. 参与食物消化吸收的器官有_____。
   A. 牙 B. 胃
   C. 十二指肠 D. 结肠
   E. 阑尾 F. 胰腺

8. 胃吸收能力较弱，仅能吸收少量_____。
   A. 水分 B. 蛋白质
   C. 脂肪 D. 碳水化合物
   E. 酒精 F. 维生素

9. 下列叙述属于婴幼儿生理特点的是_____。
   A. 婴幼儿生长发育迅速，并对某些成年或老年疾病的发生具有预防作用
   B. 婴儿期是人类生长发育的第一高峰期
   C. 婴儿可以食用成粒花生
   D. 婴幼儿配方奶粉是参照母乳的营养素及其组成模式配制而成的，因此新生儿完全不用食用母乳而直接喂以配方奶粉代替，不必强调母乳喂养
   E. 母乳是自然界中唯一的营养最全面的食物，是婴儿的最佳食物，应大力提倡母乳喂养

10. 乳母最主要的生理特征有_____。

A. 补偿妊娠时所消耗的营养素储备　　B. 补偿分娩时所消耗的营养素储备
C. 促进各器官系统的功能恢复　　　　D. 分泌乳汁
E. 哺育婴儿

11. 孕期体重的增加是因为_____。
    A. 胎儿　　　　　　　　　　　　　B. 胎盘
    C. 羊水　　　　　　　　　　　　　D. 血容量的增加
    E. 乳腺　　　　　　　　　　　　　F. 子宫

12. 泌乳量受多方面的影响，这些因素包括_____。
    A. 体内激素的调节　　　　　　　　B. 婴儿对乳头反复吸吮
    C. 环境　　　　　　　　　　　　　D. 心理
    E. 营养状况

13. 以下说法正确的是_____。
    A. 产后1～5天内的乳汁称为初乳　　B. 产后5～10天内的乳汁称为初乳
    C. 产后5～10天内的乳汁称为过渡乳　D. 初乳后5～10天内的乳汁称为过渡乳
    E. 婴儿对乳头的吮吸对泌乳有重要影响

14. 关于婴儿体重生长说法正确的是_____。
    A. 婴儿期是一生中生长发育最快的时期
    B. 前6个月体重平均增长 0.6 kg
    C. 后6个月体重平均增长 0.5 kg
    D. 前半岁体重（kg）＝出生体重＋月龄×0.6
    E. 后半岁体重（kg）＝出生体重＋月龄×0.5

15. 幼儿期体重增长特点说法正确的有_____。
    A. 1岁时全年增加 2.5～3.0 kg　　　B. 1岁时平均每月增长 0.25 kg
    C. 至2岁时体重约 12 kg　　　　　　D. 2岁后体重增长变慢
    E. 2岁后体重每年增长 1.5～2.0 kg

16. 有关幼儿乳牙发育，正确的说法有_____。
    A. 幼儿全部20颗乳牙出齐不应迟于2.5岁
    B. 第一乳磨牙萌出大约在1岁
    C. 尖牙萌出在1.5岁
    D. 2岁时出第二乳磨牙
    E. 2岁内乳牙计算公式　乳牙数＝月龄－6

17. 幼儿身长增长正确的说法有_____。

A. 1～2岁全年增加约 10 cm　　　B. 1～2岁全年增加约 5 cm

C. 2～3岁全年增加约 10 cm　　　D. 2～3岁全年增加约 5 cm

E. 3岁时身长约 100 cm

18. 有关学龄前儿童发育，正确的说法有_____。

　　A. 体重年均增长为 2 kg　　　　B. 身长年均增长为 5 cm

　　C. 体重＝年龄×2＋7（或 8）　　D. 身高＝年龄×7＋70

　　E. 发育较婴儿期减缓

19. 关于青春期生长发育特点，正确的是_____。

　　A. 青春期第二次体格突增女孩在 9～11 岁

　　B. 青春期第二次体格突增男孩在 11～13 岁

　　C. 青春突增期后生长速度再次减缓，女孩约在 17～18 岁身高停止增长

　　D. 青春突增期后生长速度再次减缓，男孩约在 20～22 岁身高停止增长

　　E. 青春突增期女孩早于男孩，且持续时间也比男孩长

20. 青春期生长发育的特点为_____。

　　A. 体格生长突增　　　　　　　B. 到骨骼完全融合

　　C. 性发育逐渐成熟　　　　　　D. 第二性征迅速发育

　　E. 男女营养需要量出现较大差异

21. 老年人生理特点是_____。

　　A. 老年人代谢特点是合成代谢降低，分解代谢增高

　　B. 老年人随年龄增长体内瘦体组织减少，而脂肪组织增加

　　C. 老年人基础代谢降低

　　D. 消化系统功能减退

　　E. 老年人心律减慢，心脏搏出量减少，血管逐渐硬化，高血压患病率升高

22. 绝经后妇女的特殊生理改变有_____。

　　A. 雌激素水平低落　　　　　　B. 冠心病发病率升高但比男性低

　　C. 易骨折和骨质疏松　　　　　D. 血脂、糖代谢异常升高

　　E. 心血管疾病患病率升高

23. 新生儿维生素 K 缺乏的原因是_____。

　　A. 母乳中维生素 K 含量低　　　B. 新生儿对维生素 K 的需要量大

　　C. 初乳中含有抑制维生素 K 吸收的物质　D. 新生儿胃肠功能不全

　　E. 新生儿缺乏户外活动

24. 婴儿容易溢奶的原因是_____。

A. 胃呈水平 　　　　　　　　B. 贲门括约肌松弛

C. 幽门括约肌紧张 　　　　　D. 肠蠕动差

E. 胃容量大

25. 婴儿消化道的特点是_____。

A. 口腔狭小 　　　　　　　　B. 出生时唾液腺发育差

C. 胃容量小 　　　　　　　　D. 肠管短

E. 肠蠕动能力差

26. 以下影响基础代谢的因素有_____。

A. 体表面积 　　　　　　　　B. 年龄

C. 性别 　　　　　　　　　　D. 激素

E. 劳动强度 　　　　　　　　F. 季节

27. 母乳喂养的优点有_____。

A. 经济方便

B. 母乳中营养成分满足生后 4～6 个月内婴儿的营养需要

C. 不易引起过敏

D. 母乳喂养增进母子之间感情

E. 降低发病率和死亡率

F. 帮助母亲产后恢复

参考答案及说明

一、判断题

1. √

2. ×。消化系统是由消化管和消化腺共同组成的。

3. ×

4. ×。肝脏是人体最大的腺体。

5. √

6. ×。持续时间男孩长于女孩。

7. √

8. ×。细胞是构成人体的基本结构和功能单位。

9. ×。老年人容易骨折是因为大量钙流失。

10. ×。进行的是化学性消化。

11. √

12. ×。胃吸收能力较弱,仅吸收少量水分和酒精。

13. √

14. √

15. √

16. ×。婴儿出生后,前6个月体重平均每月增长0.6 kg。

17. √

18. ×。孕期生理性贫血是由于血液的相对稀释。

19. ×。孕期尿中葡萄糖排除量的增加与血糖浓度无关,与肾再吸收能力未有相应增加有关。

20. √

21. ×。孕期尿糖增加不一定是真性糖尿病,需要鉴别。

22. ×。乳母膳食中钙含量不足时首先会动用母体的钙。

23. √

24. ×。胎儿头颅生长最快,婴幼儿躯干生长增长最快。

25. √

26. √

27. ×。婴儿乳牙出齐不应迟于2.5岁。

28. ×。婴儿1岁时体重达到或超过出生时的3倍。

29. ×。幼儿3岁时身长为出生时的2倍。

30. ×。下肢增长幅度超过头颅。

31. ×。咀嚼力远低于成人水平。

32. ×。青春期男孩体格突增开始晚于女孩2年。

33. √

34. √

35. ×。老年人代谢特点是合成代谢降低,分解代谢增高。

36. √

37. √

38. ×。绝经后妇女患心血管疾病和骨质疏松症比男性患病率高。

39. √

40. √

41. √

42. ×。红细胞除外,其他细胞均由细胞膜、细胞质和细胞核三部分组成。

43. ×。结构和功能相同或相似的一些细胞及其周围的细胞间质一起构成组织。

44. ×。人体有上皮组织、结缔组织、肌组织和神经组织共四大类基本组织。

45. √

46. ×。人体包括运动、循环、呼吸、消化、泌尿、生殖、神经、内分泌以及感觉器官九大系统。

47. ×。运动系统由骨、骨连接和骨骼肌三部分组成。

48. ×。消化系统由消化管和消化腺两部分组成。消化管包括口腔、咽、食管、胃、小肠、大肠。

49. ×。消化腺是分泌消化液的器官,属外分泌腺,主要有唾液腺、胃腺、胰、肝和肠腺等。

50. ×。循环系统是进行血液循环的动力和管道系统,由心血管系统和淋巴系统组成。

51. ×。心血管系统包括心脏、动脉、毛细血管和静脉,淋巴系统包括淋巴管道和淋巴器官,是血液循环的支流。

52. √

53. ×。血液的组成成分主要是血浆和血细胞。血浆包括水、无机盐和有机成分,血细胞包括白细胞、红细胞和血小板。

54. ×。免疫系统由免疫器官、免疫细胞和免疫分子组成。

55. ×。中枢免疫器官包括胸腺、骨髓。

56. ×。免疫细胞泛指所有参与免疫应答反应或与免疫应答反应有关的细胞及其前身,包括造血干细胞、淋巴细胞、单核吞噬细胞及其他抗原提呈细胞、中性粒细胞、红细胞、肥大细胞等。

57. ×。脑位于颅腔内,由脑干、间脑、小脑及端脑(主要包括左、右大脑半球)组成。

58. √

59. √

60. ×。躯体神经支配体表结构、骨、关节和骨骼肌,内脏神经支配内脏、心肌、平滑肌和腺体。

61. ×。如果一条神经只含运动纤维,就称为运动神经;只含有感觉纤维就称为感觉神经;既含有运动纤维又含有感觉纤维就称为混合神经。

62. ×。激素按其化学结构主要分为两大类:第一类是含氮类激素,第二类是类固醇激素。

63. ×。内分泌系统包括垂体、甲状腺、甲状旁腺、肾上腺、性腺、胰岛、胸腺及松果体等。

二、单项选择题

1. D 2. B 3. A 4. B 5. B 6. A 7. C 8. A 9. D 10. B 11. C 12. B 13. A
14. A 15. A 16. D 17. C 18. C 19. D 20. D 21. D 22. B 23. B 24. C 25. B
26. B 27. C 28. C 29. C 30. A 31. B 32. A 33. D 34. A 35. B 36. D 37. B
38. C 39. C 40. B 41. B 42. D 43. C 44. D 45. A 46. A 47. C 48. C 49. B
50. D

三、多项选择题

1. BCDE 2. ABDEF 3. ABCEF 4. ABCDE 5. ABCD 6. ABCDE 7. ABCDF
8. AE 9. ABE 10. ABCDE 11. ABCDEF 12. ABCDE 13. BDE 14. ABCD
15. ABCDE 16. ABCDE 17. ADE 18. ABCDE 19. ABCD 20. ABCDE 21. ABCDE
22. ACDE 23. AD 24. ABC 25. BCE 26. ABCDEF 27. ABCDEF

第三章 营养学基础

考 核 要 点

基础知识考核范围	考 核 要 点	重要程度
营养学概论	1. 营养与营养素概念	掌握
	2. 营养素的功能	熟悉
	3. 膳食营养素参考摄入量的概念及意义	掌握
能量及宏量营养素	1. 能量单位、能量来源、能量消耗、能量需要量及膳食推荐摄入量	掌握
	2. 蛋白质的组成、分类、生理功能、蛋白质的互补作用、食物蛋白质的营养评价	掌握
	3. 脂类的定义、消化吸收、生理功能、膳食参考摄入量	掌握
	4. 碳水化合物的分类、消化吸收、生理功能膳食参考摄入量	掌握
	5. 血糖生成指数	熟悉
矿物质	1. 常量元素和微量元素的概念	掌握
	2. 钙的生理功能、膳食参考摄入量，及其主要的食物来源	掌握
	3. 镁、磷、钾、钠的生理功能、膳食参考摄入量，及其主要的食物来源	掌握
	4. 铁、碘、锌、硒的生理功能、膳食参考摄入量，及其主要的食物来源	掌握
维生素	1. 脂溶性和水溶性维生素的概念和种类	熟悉
	2. 维生素 A、维生素 D 和维生素 E 的生理功能、膳食参考摄入量，及其主要的食物来源	掌握
	3. 维生素 B_1、维生素 B_2、维生素 C、叶酸和其他 B 族维生素的生理功能、膳食参考摄入量，及其主要的食物来源	掌握
水与膳食纤维	1. 水的生理功能、需要量	掌握
	2. 膳食纤维的分类及特性	熟悉
	3. 膳食纤维的生理功能、膳食参考摄入量，及其主要的食物来源	掌握

重点复习提示

一、营养学概论

1. 营养与营养素概念

营养是机体摄取食物,经过消化、吸收、代谢和排泄,利用食物中的营养素和其他对身体有益的成分构建组织器官、调节各种生理功能,维持正常生长、发育和防病保健的过程。

机体为了维持生存、生长发育、体力活动和健康以食物的形式摄入的一些需要的物质。人体所需的营养素有蛋白质、脂类、碳水化合物、矿物质、维生素共五大类。这些营养素中一部分不能在体内合成,必须从食物中获得,称为"必需营养素";另一部分营养素可以在体内由其他食物成分转换生成,不一定需要由食物中直接获得,称为"非必需营养素"。

2. 膳食营养素参考摄入量的概念及意义

(1) 概念

膳食营养素参考摄入量(DRIs)是一组每日平均膳食营养素摄入量的参考值,包括四项内容:平均需要量(EAR)、推荐摄入量(RNI)、适宜摄入量(AI)、可耐受最高摄入量(UL)。

(2) 意义

1) 平均需要量。是群体中各个体需要量的平均值,是根据个体需要量的研究资料计算得到的。EAR是可以满足某一特定性别、年龄及生理状况群体中半数个体的需要量的摄入水平。这一摄入水平能够满足该群体中50%的成员的需要,不能满足另外50%的个体对该营养素的需要。

2) 推荐摄入量。RNI相当于传统使用的膳食营养素参考摄入量(RDA),是可以满足某一特定性别、年龄及生理状况群体中绝大多数个体需要的摄入水平。长期摄入RNI水平,可以维持组织中有适当的储备。RNI是以EAR为基础制订的。

3) 适宜摄入量(AI)。当某种营养素的个体需要量研究资料不足,没有办法计算出EAR,因而不能求得RNI时,可设定适宜摄入量来代替RNI。AI与RNI相似之处是二者都用做个体摄入量的目标,能够满足目标人群中几乎所有个体的需要。AI和RNI的区别在于AI的准确性远不如RNI,可能明显的高于RNI。

4) 可耐受最高摄入量(UL)。UL是平均每日可以摄入该营养素的最高量。"可耐受"是指这一摄入水平是可以耐受的,对一般人群几乎所有个体都不至于损害健康,当摄入量超过 UL 而进一步增加时，损害健康的危险性也随之增大。

二、能量及宏量营养素

1. 能量

（1）能量单位

营养学上所使用的能量单位，多年来一直用卡（calorie）或千卡（kcal）。1 kcal 指 1 000 g 纯水的温度由 15℃上升到 16℃所需要的能量。现在国际和我国通用的能量单位是焦耳（Joule, J）。1 J 指用 1 牛顿力把 1 kg 物体移动 1 m 所需要的能量。1 000 J 等于 1 "千焦耳"（kilo Joule, kJ）；1 000 kJ 等于 1 "兆焦耳"（mega Joule, MJ）。

（2）能量来源

人体所需要的能量来源于食物中的碳水化合物、脂肪、蛋白质，三者统称为"产能营养素"或"热源质"。每克产能营养素在体内氧化所产生的能量值称为"食物的热价"或"食物的能量卡价"，亦称"能量系数"。

1）碳水化合物。碳水化合物是人体的主要能量来源。我国人民人体所需能量的 60％以上是由食物中的碳水化合物提供的。食物中的碳水化合物经消化产生的葡萄糖被吸收后，一部分供能，一部分以糖原的形式储存在肝脏（肝糖原）和肌肉（肌糖原）中。

2）脂肪。人体所消耗的能源物质中有 40％～50％来自体内的脂肪，其中包括从食物中摄取的碳水化合物所转化成的脂肪；在短期饥饿情况下，主要由体内的脂肪供给能量。

3）蛋白质。人体在能源物质不足时才依靠组织蛋白分解供能以维持必要的生理功能。

进食是周期性的，而能量消耗则是连续不断的，因而储备的能源物质不断被利用，又不断补充。当机体处于饥饿状态时，碳水化合物的储备迅速减少，而脂肪和蛋白质则作为长期能量消耗时的能源。

（3）能量消耗

正常成人的能量主要用于维持基础代谢、体力活动和食物热效应。

1）基础代谢率（BMR）。基础代谢是指人体维持呼吸、心跳等最基本生命活动情况下的能量代谢。单位时间内的基础代谢，称为基础代谢率，以每小时、每平方米体表面积的产热量表示 [kJ/（m²·h）或 kcal/（m²·h）]。基础代谢的测量：

①气体代谢法。能量代谢始终伴随着氧的消耗和二氧化碳的产生。故可根据氧的消耗量推算能量消耗量。目前临床常用的是一种特制的代谢车。

②用体表面积计算：

基础代谢＝体表面积（m²）×基础代谢率 [kJ/（m²·h）或 kcal/（m²·h）]×24

影响基础代谢的因素包括：体表面积、年龄、性别、激素、季节与劳动强度。

2)体力活动。除了基础代谢外,体力活动是影响人体能量消耗的主要因素。这是因为运动或劳动等体力活动时肌肉需要消耗能量,而能量则来自营养物质的氧化,这就必然导致机体耗氧量增加。机体耗氧量的增加与肌肉活动的强度成正比关系。

3)食物热效应(TEF)。是指由于进食而引起能量消耗额外增加的现象,过去称为食物的特殊动力作用(SDA)。

4)生长发育及孕妇、乳母对能量的需求。

(4)能量需要量及膳食推荐摄入量

人体能量代谢的最佳状态是达到能量消耗和摄入平衡。由于基础代谢占总能量消耗的60%~70%,所以它是估算成年人能量需要量的重要基础。

$$能量需要量=BMR×PAL(体力活动水平)$$

成年人的PAL受劳动强度的影响,膳食能量推荐摄入量男性成人是2 400 kcal/日。

2. 蛋白质

(1)蛋白质的元素组成

由于碳水化合物和脂肪中仅含碳、氢、氧,不含氮,所以蛋白质是人体氮的唯一来源,碳水化合物和脂肪不能代替。

(2)蛋白质的分类

根据食物蛋白质的营养价值分为:完全蛋白质、半完全蛋白质和不完全蛋白质。

(3)蛋白质的生理功能

蛋白质的生理功能包括:构成身体组织、调节生理功能、供给能量等。

(4)蛋白质的互补作用

两种或两种以上食物蛋白质混合食用,其中所含有的必需氨基酸取长补短,相互补充,达到较好的比例,从而提高蛋白质利用率的作用,称为蛋白质互补作用。为充分发挥食物蛋白质的互补作用,在调配膳食时,应遵循三个原则:食物的生物学种属越远越好;搭配的种类越多越好;食用时间越近越好,同时食用最好。

(5)食物蛋白质的营养评价

1)蛋白质的消化率。蛋白质消化率是评价食物蛋白质营养价值的生物学方法之一,可分为表观消化率和真消化率两种方法。

蛋白质表观消化率即不计内源粪代谢氮的蛋白质消化率。按下式计算:

$$蛋白质表观消化率(\%)=(摄入氮-粪氮)÷摄入氮×100\%$$

2)蛋白质真消化率。蛋白质真消化率考虑内源粪代谢氮时的消化率。粪中排出的氮有两个来源。计算公式如下:

$$蛋白质真消化率(\%)=[摄入氮-(粪氮-粪代谢氮)]÷摄入氮×100\%$$

3) 蛋白质利用率。蛋白质利用率是食物蛋白质营养评价常用的生物学方法，指食物蛋白质被消化吸收后在体内被利用的程度。

4) 氨基酸评分（AAS）。氨基酸评分是目前广为应用的一种不仅适用于单一食物蛋白质的评价，还可用于混合食物蛋白质的评价的方法。

$$AAS = \frac{被测食物蛋白质每克氮或蛋白质氨基酸含量（mg）}{参考蛋白质每克氮或蛋白质氨基酸含量（mg）} \times 100$$

3. 脂类

(1) 脂类的定义

脂类是脂肪和类脂的总称，是一大类具有重要生物学作用的化合物。

(2) 脂类的消化吸收

1) 脂肪的消化吸收。脂肪的主要消化场所是小肠，脂肪水解后的小分子，如甘油、短链和中链脂肪酸很容易被小肠细胞吸收直接进入血液。

2) 类脂的消化吸收。磷脂的消化吸收与甘油三酯相似。胆固醇则可直接被吸收，如果食物中的胆固醇和其他脂类呈结合状态，则先被水解成游离的胆固醇再被吸收。

(3) 脂类的生理功能

脂肪的生理功能：供能、促进脂溶性维生素吸收、维持体温、保护脏器、增加饱腹感、提高膳食感官性状。

类脂的生理功能：构成身体组织和一些重要的生理活性物质。

必需脂肪酸：构成线粒体和细胞膜的重要成分，合成前列腺素的前体，参与胆固醇代谢及精子生成，维护视力。

(4) 膳食脂肪参考摄入量

中国营养学会结合我国膳食结构的实际提出成人脂肪适宜摄入量（AI）占总能量摄入的20%~30%，主要的食物来源是植物油、油料作物种子和动物性食品。

4. 碳水化合物

(1) 碳水化合物分类

碳水化合物可分为糖、寡糖和多糖三类。

(2) 碳水化合物的消化吸收

碳水化合物的消化主要在小肠中进行。糖吸收的主要部位是在小肠的空肠，是一种耗能的主动吸收。

(3) 碳水化合物的生理功能

储存和提供能量、构成组织及重要生命物质、节约蛋白质、抗生酮作用、解毒、增强肠道功能。

(4) 碳水化合物膳食参考摄入量

中国营养学会根据目前我国膳食碳水化合物的实际摄入量和 FAO/WHO 的建议,建议膳食碳水化合物的参考摄入量占总能量摄入量的 55%～65%(AI)。对碳水化合物的来源也作出要求,即应包括复合碳水化合物淀粉、不消化的抗性淀粉、非淀粉多糖和低聚糖等碳水化合物;限制纯能量食物如糖的摄入量,以保障人体能量和营养素的需要及改善胃肠道环境和预防龋齿的需要。

三、矿物质

1. 常量元素和微量元素的概念

体内含量较多（>0.01%体重),每日膳食需要量都在 100 mg 以上的称为常量元素,有钙、镁、钾、钠、磷、氯。微量元素是指含量小于体重的 0.01%,每人每日膳食需要量为微克至毫克的矿物质,人体必需的微量元素有铁、碘、锌、硒、铜、钼、铬、钴八种。

2. 钙

(1) 钙的生理功能

形成和维持骨骼和牙齿的结构,维持肌肉和神经的正常活动,参与血凝过程等。

(2) 膳食参考摄入量

中国营养学会提出中国居民成年人钙的适宜摄入量(AI)为 800 mg/日。成年人及 1 岁以上儿童钙的可耐受最高摄入量(UL)定为 2 000 mg/日。

(3) 钙的主要食物来源

奶和奶制品应是钙的重要来源,豆类、坚果类,可连骨吃的小鱼、小虾及一些绿色蔬菜类也是钙的较好来源。

3. 镁、磷、钾、钠

(1) 镁

镁能激活多种酶的活性,抑制钾/钙通道,维护骨骼生长和神经肌肉的兴奋性,维护胃肠功能。中国营养学会提出成人镁适宜摄入量(AI)定为 350 mg/日,可耐受最高摄入量(UL)定为 700 mg/日。镁普遍存在于各种食物中。

(2) 磷

磷构成骨骼和牙齿,参与重要生理功能及能量代谢,参与酸碱平衡的调节。中国营养学会提出成人磷适宜摄入量(AI)定为 700 mg/日。磷的主要食物来源:分布广泛,以瘦肉、蛋、动物内脏、海带、芝麻酱、坚果类食物含量丰富。

(3) 钾

钾参与糖、蛋白质的正常代谢，维持细胞内正常渗透压，维持神经肌肉的应激性和正常功能，维持心肌的正常功能，维持细胞内外正常的酸碱平衡，降低血压。中国营养学会提出成人钾适宜摄入量（AI）定为 2 000 mg/日。大部分食物都含钾，以蔬菜、水果为最好。

（4）钠

钠可以调节体内水分与渗透压，维持酸碱平衡，钠泵，维持正常血压，增强神经肌肉兴奋性。中国营养学会提出成人钠适宜摄入量（AI）定为 2 200 mg/日。食盐和其他腌制食物是钠的主要来源，大多数食物都含有钠。

4. 铁、碘、锌、硒

（1）铁

铁为血红蛋白与肌红蛋白、细胞色素 A 以及一些呼吸酶的主要成分，参与体内氧与二氧化碳的转运、交换和组织呼吸过程。铁与红细胞形成和成熟有关。缺铁时，新生的红细胞中血红蛋白量不足，甚至影响 DNA 的合成及幼红细胞的分裂增殖，还可使红细胞寿命缩短、自身溶血增加。铁还有催化促进 β-胡萝卜素转化为维生素 A、嘌呤与胶原的合成、抗体的产生、脂类从血液中转运以及药物在肝脏的解毒等功能。

中国营养学会提出成人铁适宜摄入量（AI）男性定为 15 mg/日，女性定为 20 mg/日。动物肝脏、动物全血、畜禽肉类、鱼类是膳食中铁的良好来源。

（2）碘

碘参与能量代谢，促进代谢和体格的生长发育，促进神经系统发育，垂体激素作用。中国营养学会提出成人碘适宜摄入量（AI）定为 150 μg/日，可耐受最高摄入量（UL）为 1 000 μg/日。海洋生物含碘量很高，是碘的良好来源，如海带、紫菜、海鱼、蚶干、蛤干、干贝、淡菜、海参、海蜇、龙虾等。

（3）锌

锌具有催化功能、结构功能、调节功能。中国营养学会提出成年男子锌推荐摄入量（RNI）定为 15.5 mg/日，成年男子可耐受最高摄入量（UL）为 45 mg/日。锌的主要食物来源：贝壳类海产品、红色肉类、动物内脏类都是锌的极好来源；干果类、谷类胚芽和麦麸也富含锌，一般植物性食物含锌较低。

（4）硒

硒是人体必需的微量元素：构成含硒蛋白与含硒酶的成分，抗氧化作用，对甲状腺激素的调节作用，维持正常免疫功能，抗肿瘤作用，抗艾滋病作用，维持正常生育功能。中国营养学会提出 18 岁以上者硒推荐摄入量（RNI）定为 50 μg/日，可耐受最高摄入量（UL）为 400 μg/日。海洋食物和动物内脏及肉类是硒较好的食物来源。

四、维生素

1. 脂溶性和水溶性维生素的概念和种类

维生素按溶解性质将其分为脂溶性和水溶性两大类：脂溶性维生素主要包括维生素 A、维生素 D、维生素 E、维生素 K；水溶性维生素主要包括维生素 B 族和维生素 C，B 族中主要有维生素 B_1、维生素 B_2、维生素 PP、维生素 B_6、泛酸、生物素、叶酸、维生素 B_{12}。

2. 维生素 A、维生素 D 和维生素 E 的生理功能、膳食参考摄入量，及其主要的食物来源

（1）维生素 A

维生素 A 能维持正常视觉功能，维护上皮组织细胞的健康，维持骨骼正常发育，促进生长与生殖，维持和促进免疫功能。中国营养学会提出维生素 A 推荐摄入量（RNI）定为 800 μg RE/日，可耐受最高摄入量（UL）为 3 000 μg RE/日。维生素 A 最好的食物来源是各种动物的肝脏、鱼肝油、全奶、蛋黄以及黄绿色蔬菜和水果。

（2）维生素 D

维生素 D 能够促进小肠黏膜对钙的吸收，促进骨组织的钙化，促进肾小管对钙、磷的重吸收。中国营养学会提出维生素 D 推荐摄入量（RNI）为 10 μg/日，可耐受最高摄入量（UL）为 20 μg/日。维生素 D 的天然食物来源不多，主要来源于动物肝脏、蛋黄、奶油和干酪。

（3）维生素 E

维生素 E 具有抗氧化作用，能够保持红细胞的完整性，调节体内某些物质合成，增强免疫功能，对胚胎发育和生殖可能有一定的作用。中国营养学会提出维生素 E 适宜摄入量（AI）为 14 mg/日。植物油是维生素 E 的主要食物来源。

3. 维生素 B_1、维生素 B_2、维生素 C、叶酸和其他 B 族维生素的生理功能、膳食参考摄入量，及其主要的食物来源

（1）维生素 B_1

维生素 B_1 构成辅酶维持体内正常代谢，促进胃肠蠕动，对神经组织产生作用。维生素 B_1 缺乏可引起脚气病。中国营养学会提出维生素 B_1 推荐摄入量（RNI）定为成年男子 1.4 mg/日，成年女子 1.3 mg/日。维生素 B_1 的主要食物来源广泛，但应注意加工的程度。

（2）维生素 B_2

维生素 B_2 构成黄酶辅酶参加物质代谢，参与细胞的正常生长，还参与肾上腺皮质激素的产生及铁的吸收储存和动员。中国营养学会提出将维生素 B_2 推荐摄入量（RNI）定为成年男子 1.4 mg/日，成年女子 1.2 mg/日。维生素 B_2 的主要食物来源广泛存在于奶类、蛋类、各种肉类、动物内脏、谷类、蔬菜和水果等动物性和植物性食物中。

（3）叶酸和其他 B 族维生素

1）维生素 B_6。参与氨基酸、糖原、脂肪酸的代谢，还涉及脑和组织中能量转化及核酸代谢、内分泌、血红素和抗体合成等。中国营养学会提出维生素 B_6 适宜摄入量（AI）定为成人 1.2 mg/日。维生素 B_6 的主要食物来源广泛存在于动植物食物中，其中豆类、畜肉及肝脏、鱼类中含量较丰富。

2）烟酸。构成辅酶Ⅰ（CoⅠ）或烟酰胺腺嘌呤二核苷酸（NAD+）及辅酶Ⅱ（CoⅡ）或烟酰胺腺嘌呤二核苷酸磷酸（NADP+），葡萄糖耐量因子的组成成分，保护心血管。由于色氨酸在体内可转化为烟酸，蛋白质摄入增加时，烟酸摄入可相应减少。中国营养学会提出烟酸推荐摄入量（RNI）定为成年男子 14 mg NE/日，成年女子 13 mg NE/日。植物性食物中存在的主要是烟酸；动物性食物中以烟酰胺为主。烟酸和烟酰胺在肝、肾、瘦畜肉、鱼以及坚果类中含量丰富；乳、蛋中的含量虽然不高，但色氨酸较多，可转化为烟酸。

3）叶酸。叶酸在肠壁、肝脏及骨髓等组织中，经叶酸还原酶作用，还原成具有生理活性的四氢叶酸。四氢叶酸的主要生理作用在于它是体内生化反应中一碳单位转移酶系的辅酶。四氢叶酸携带这些一碳单位，与血浆蛋白相结合，主要转运到肝脏储存。叶酸缺乏：叶酸缺乏则一碳单位传递受阻，核酸合成及氨基酸代谢均受影响，可引起胎儿神经管畸形及巨幼红细胞贫血。中国营养学会提出叶酸推荐摄入量（RNI）定为成年人 400 μgDFE/日，可耐受最高摄入量（UL）为 1 000 μgDFE/日。

4）维生素 B_{12}。参与同型半胱氨酸甲基化转变为蛋氨酸，参与甲基丙二酸－琥珀酸的异构化反应。中国营养学会提出维生素 B_{12} 适宜摄入量（AI）定为成人 2.4 μg/日。维生素 B_{12} 的主要食物来源为肉类、动物内脏、鱼、禽、贝壳类及蛋类。

4. 维生素 C

维生素 C 参与羟化反应（促进胶原合成，促进神经递质合成，促进类固醇羟化，促进有机药物或毒物羟化解毒），还原作用（促进抗体形成，促进铁的吸收，促进四氢叶酸形成，维持巯基酶的活性），解毒、预防癌症清除自由基。中国营养学会提出维生素 C 推荐摄入量（RNI）定为成人 100 mg/日。维生素 C 的主要食物来源是新鲜蔬菜与水果。

五、水与膳食纤维

1. 水

水是构成细胞和体液的重要组成成分，参与人体内新陈代谢，调节人体体温，具有润滑作用。正常人每日水的来源和排出处于动态平衡，水的来源和排出量每日维持在

2 500 mL 左右。

2. 膳食纤维

膳食纤维分为可溶性膳食纤维与非可溶性膳食纤维，其特性包括：吸水性、黏滞作用、结合有机化合物作用、阳离子交换作用和细菌发酵作用。膳食纤维有利于食物的消化过程，可降低胆固醇预防冠心病，预防胆石形成和结肠癌，防止能量过剩和肥胖，降低餐后血糖浓度，提高胰岛素敏感性。成人膳食参考摄入量以每日 24 g 为宜。

辅导练习题

一、判断题（下列判断正确的请在括号内打"√"，错误的请在括号内打"×"）

1. 营养素是机体为了维持生存、生长发育、体力活动和健康以食物的形式摄入的一些需要的物质。（　　）
2. 人体所需的营养素有蛋白质、脂类、碳水化合物和维生素共四大类。（　　）
3. 非必需营养素不能在体内合成，必须从食物中获得。（　　）
4. 在膳食中所占比重大的营养素称为宏量营养素，如蛋白质、脂类、碳水化合物。（　　）
5. 矿物质和维生素都属于宏量营养素。（　　）
6. 营养学可以影响国家的食物生产、分配及食品加工政策，改善国民体质，促进社会经济发展。（　　）
7. 蛋白质的日常摄入量若保持在安全摄入范围内，则发生缺乏和中毒的危险性都很小。（　　）
8. 膳食营养素参考摄入量包括平均需要量、推荐摄入量、适宜摄入量和可耐受最高摄入量。（　　）
9. 营养素的功能主要指提供能量、促进生长与组织的修复、调节生理功能三项。（　　）
10. 动态平衡主要指神经系统调节，酶调节和激素调节。（　　）
11. 脂肪可以在人体缺氧条件下供给能量。（　　）
12. 产能营养素在体内的燃烧和在体外的燃烧所得到的最终产物完全相同，产生的热量也完全相同。（　　）
13. 基础代谢的测量方法有气体代谢法和体表面积计算法。（　　）
14. 肌肉越发达者，活动能量消耗越少。（　　）
15. 食物蛋白质的必需氨基酸组成与参考蛋白质相比较，缺乏较多的氨基酸称限制氨基酸。（　　）

16. 蛋白质按营养价值分为完全蛋白质、半完全蛋白质和不完全蛋白质。（ ）
17. 脂类的生理功能主要有：供给能量，促进脂溶性维生素吸收，维持体温、保护脏器，增加饱腹感，提高膳食感官性状。（ ）
18. 碳水化合物的生理功能主要有：储存和提供能量，构成组织及重要生命物质，节约蛋白质，抗生酮作用，解毒和增强肠道功能。（ ）
19. 中国营养协会建议膳食碳水化合物的参考摄入量占总能量摄入量的15%～35%。（ ）
20. GI高的食物在胃肠内停留时间短，释放快，血糖浓度波动小。（ ）
21. 每日膳食需要量都在100 mg以上的，称为常量元素，有钙、镁、钾、钠、磷、氯共六种。（ ）
22. 约99%的钙常以游离的或结合的离子状态存在软组织，细胞外液及血液中，统称为混溶钙池。（ ）
23. 钙不参与血凝过程，不具有激活凝血酶原使之变成凝血酶的作用。（ ）
24. 钙过量对机体不会产生不利影响。（ ）
25. 镁可激活多种酶的活性，抑制钾/钙通道，维护骨骼生长和神经肌肉的兴奋性，维护胃肠道的功能。（ ）
26. 钾为人体的重要阳离子之一，成年女性体内钾总量略高于男性。（ ）
27. 钠摄入量过多，尿中Na^+/K^+比值增高，是导致高血压的重要因素。（ ）
28. 肌肉、神经组织和骨骼中的氯含量很高。（ ）
29. 铁与人体免疫功能关系密切，铁可提高机体免疫力，增强中性粒细胞和吞噬细胞的功能。（ ）
30. 粮谷和蔬菜中的植酸盐、草酸盐以及茶叶和咖啡中的多酚类物质不会影响铁的吸收。（ ）
31. 碘在体内主要参与甲状腺素的合成，其生理作用也是通过甲状腺素的功能表现出来的，其本身无独立功能。（ ）
32. 贝壳类海产品、红色肉类和动物内脏是锌的极好来源。（ ）
33. 脂肪组织中硒浓度最高，肾次之，肝脏和血液中相对较低。（ ）
34. 硒中毒者头发脱落，指甲变形，严重者可导致死亡。（ ）
35. 维生素通常按溶解介质分为脂溶性和水溶性两大类。（ ）
36. 维生素A和胡萝卜素都可溶于脂肪和水。（ ）
37. 维生素A可维持正常视觉功能，维护上皮组织细胞的健康，维持骨骼正常生长发育，促进生长与生殖。（ ）

38. 抗氧化剂会影响人体对维生素 A 的吸收。（ ）

39. 人体内维生素 D_3 主要是从动物性食物中获取的。（ ）

40. 维生素 D 可促进骨组织的钙化，促进和维持血浆中适宜的钙、磷浓度，满足骨钙化过程的需要。（ ）

41. 食物中的维生素 E 对热、光及碱性环境非常敏感，在一般烹调过程中损失很大。（ ）

42. 维生素 B_1 固态形势比较稳定，在 100℃时也很少被破坏。（ ）

43. 食物中的维生素 B_1 有三种形式，即游离形式、硫胺素焦磷酸酯和蛋白磷酸复合物。（ ）

44. 维生素 B_2 在碱性溶液中加热不易破坏。（ ）

45. 脱水根据水与电解质丧失比例的不同，分为三种类型，高渗性脱水、低渗性脱水和等渗性脱水。（ ）

46. 显性出汗为不自觉出汗，很少通过汗腺活动产生。（ ）

47. 电解质与水的平衡有着依存关系，钾、钠含量的平衡是维持水平衡的根本条件。（ ）

48. 膳食纤维可分为可溶性膳食纤维与非可溶性膳食纤维。（ ）

49. 膳食纤维具有吸水作用、黏滞作用、结合有机化合物作用、阳离子交换作用和细菌发酵作用。（ ）

50. 膳食纤维没有预防胆结石形成的作用。（ ）

51. 蛋白质含量越高，食物营养价值越高。（ ）

52. 葡萄糖是人类空腹时血液中唯一游离存在的六碳糖。（ ）

53. 不溶性纤维人体不能吸收和利用，因此对人体有益的只是可溶性纤维。（ ）

54. 植物性食物中铁吸收率都较动物性食物低。（ ）

55. 维生素缺乏是一个渐进的过程。（ ）

56. 维生素 A 对酸、碱、热稳定。（ ）

二、单项选择题（下列每题有多个选项，其中只有 1 个是正确的，请将其代号填写在横线空白处）

1. 安全摄入范围位于_____。
   A. EAR 与 AL 之间   B. EAR 与 UL 之间
   C. RNI 与 UL 之间   D. RNI 与 AL 之间
   E. EAR 与 RNI 之间

2. 健康成人应维持零氮平衡并富余_____。

A. 5% B. 10%
C. 15% D. 20%
E. 1%

3. 真蛋白质消化率是评价_____。
   A. 摄入食物中未被吸收部分   B. 摄入蛋白质未被排出部分
   C. 摄入食物中被吸收部分   D. 摄入食物中蛋白质未被消化部分
   E. 肠道细菌中所含的氮

4. 评价食物蛋白质被消化吸收后在体内被利用程度的指标是_____。
   A. 蛋白质消化率   B. 蛋白质利用率
   C. 蛋白质真消化率   D. 蛋白质表观消化率
   E. 氨基酸评分

5. 蛋白质功效比值是评价蛋白质_____的指标。
   A. 消化率   B. 表观消化率
   C. 真消化率   D. 转化率
   E. 利用率

6. 反映食物蛋白质消化吸收后，被机体利用程度的指标是蛋白质_____。
   A. 消化率   B. 真消化率
   C. 生物价   D. 氨基酸评分
   E. 含量

7. 公式：$\dfrac{储留氮}{吸收氮} \times 100 =$ _____。
   A. 蛋白质功效比值   B. 蛋白质真消化率
   C. 生物价   D. 蛋白质利用率
   E. 蛋白质转化率

8. 混合食物的蛋白质营养评价应使用的指标是_____。
   A. 生物价   B. 氨基酸评分
   C. 蛋白质功效比值   D. 蛋白质利用率

9. 从安全性和消化吸收等因素考虑，成人按_____摄入蛋白质为宜。
   A. 30 g/日   B. 0.6 g/（kg·日）
   C. 0.8 g/（kg·日）   D. 1.16 g/（kg·日）
   E. 75 g/日

10. 我国由于以植物性食物为主，所以成人蛋白质推荐摄入量为_____。

A. 1.16 g/（kg·日）   B. 1.2 g/（kg·日）

C. 0.6 g/（kg·日）   D. 0.8 g/（kg·日）

E. 1.0 g/（kg·日）

11. 脂肪酸碳链为12个碳原子的脂肪酸为_____。

    A. 长链脂肪酸   B. 中链脂肪酸

    C. 短链脂肪酸   D. 类脂肪酸

    E. 胆固醇

12. n-3系列脂肪酸是_____分类。

    A. 按脂肪酸碳链长度   B. 按脂肪酸饱和程度

    C. 按脂肪酸的空间结构   D. 按第一个双键的位置

    E. 按含胆固醇的数量

13. 在体内被称为"不动脂"的脂类是_____。

    A. 脂肪   B. 饱和脂肪酸

    C. 单不饱和脂肪酸   D. 多不饱和脂肪酸

    E. 类脂

14. 食物脂肪在血液中主要的运输形式是_____。

    A. 长链脂肪酸   B. 中链脂肪酸

    C. 短链脂肪酸   D. 乳糜微粒

    E. 磷脂

15. 不需要分解可以直接吸收的物质是_____。

    A. 甘油三酯   B. 甘油二酯

    C. 磷脂   D. 乳糜微粒

    E. 胆固醇

16. 作为n-3系列脂肪酸的前体可转变成EPA、DHA的必需脂肪酸是_____。

    A. 亚油酸   B. 亚麻酸

    C. 花生四烯酸   D. α-亚麻酸

    E. γ-亚麻酸

17. 下列哪类物质的吸收不受植酸、磷酸的影响_____。

    A. 血红素铁   B. 非血红素铁

    C. 血红蛋白   D. 硫酸铁

    E. 硫酸亚铁

18. 下列水果中，血糖指数较低的水果是_____。

A. 西瓜 B. 葡萄
C. 猕猴桃 D. 香蕉
E. 柚子

19. 参与构成谷胱甘肽过氧化物酶的微量元素是_____。
A. 铁 B. 锌
C. 硒 D. 铜
E. 碘

20. 维生素E中，以_____的生物活性最高。
A. α－生育酚 B. β－生育酚
C. γ－生育酚 D. α－三烯生育酚
E. β－三烯生育酚

21. 膳食蛋白质中非必需氨基酸_____具有节约蛋氨酸的作用。
A. 半胱氨酸 B. 酪氨酸
C. 精氨酸 D. 丝氨酸

22. 婴幼儿和青少年的蛋白质代谢状况应维持_____。
A. 氮平衡 B. 负氮平衡
C. 排出足够的尿素氮 D. 正氮平衡

23. 以下哪种元素是微量元素_____。
A. 铁 B. 钙
C. 磷 D. 硫

24. 必需脂肪酸是指_____。
A. 单不饱和脂肪酸 B. n－3系列脂肪酸
C. n－6系列脂肪酸 D. 人体不可缺少而体内又不能合成的脂肪酸

25. 有关维生素的特点说法不正确的是_____。
A. 能提供能量
B. 能参与人体组织的构成
C. 不能在人体内储存
D. 一般不能在人体合成（维生素D例外），或合成量太少，必须由食物提供

26. 维生素E的主要食物来源是_____。
A. 植物油 B. 肉类
C. 鱼类 D. 水果

27. 维持人体基本生命活动的能量消耗是_____。

A. 体力活动耗能 B. 基础代谢

C. 非体力活动耗能 D. 食物热效应耗能

28. 能促进钙吸收的措施是_____。

    A. 常在户外晒太阳 B. 经常做理疗（热敷）

    C. 多吃谷类食物 D. 多吃蔬菜、水果

29. 具有激素性质的维生素是_____。

    A. 维生素 B_1 B. 维生素 B_2

    C. 维生素 D D. 维生素 PP

30. 胆汁在营养素消化吸收中的主要作用是_____。

    A. 乳化脂肪 B. 水解淀粉

    C. 水解蛋白质 D. 促进胃液分泌

31. 蛋白质生物价的计算公式是_____。

    A. 生物价=吸收氮×100% B. 生物价=食物氮－（粪便－粪代谢氮）

    C. 生物价=吸收氮－（尿氮－尿内源氮） D. 生物价=$\frac{储留氮}{吸收氮}$×100

32. 构成 RNA 的糖是哪一种_____。

    A. 果糖 B. 乳糖

    C. 核糖 D. 蔗糖

33. 下列属于抗氧化营养素的是_____。

    A. 泛酸 B. β—胡萝卜素

    C. 维生素 B_1 D. 烟酸

34. 维生素 B_2 缺乏体征之一是_____。

    A. 脂溢性皮炎 B. 周围神经炎

    C. "三 D" 症状 D. 牙龈疼痛出血

35. 下列能被人体消化吸收的碳水化合物是_____。

    A. 棉子糖 B. 果胶

    C. 纤维素 D. 淀粉

36. 硒在人体组织与器官中含量相对最低的是_____。

    A. 肝脏 B. 胰脏

    C. 肾脏 D. 脂肪

37. 能促进非血红素铁吸收的食物有_____。

    A. 蔬菜 B. 骨头汤

C. 鱼肉　　　　　　　　　　　D. 抗酸药

38. 膳食蛋白质中非必需氨基酸_____具有节约苯丙氨酸的作用。
    A. 半胱氨酸　　　　　　　　B. 酪氨酸
    C. 丙氨酸　　　　　　　　　D. 丝氨酸

39. 蛋白质功效比值是_____。
    A. 评价食物蛋白质含量的指标　　B. 评价食物蛋白质消化吸收率的指标
    C. 评价食物蛋白质利用率的指标　D. 评价食物蛋白质氨基酸含量的指标

40. 中国营养学会推荐我国居民的碳水化合物的膳食供给量应占总能量的_____。
    A. 45%～50%　　　　　　　　B. 70%以上
    C. 55%～65%　　　　　　　　D. 30%以下

41. 中国营养学会推荐成人脂肪摄入量应控制在总能量的_____。
    A. 45%　　　　　　　　　　　B. 25%～30%
    C. 20%以下　　　　　　　　　D. 20%～30%

42. 玉米中所含有的呈结合型的且不易被人体利用的维生素是_____。
    A. 硫氨酸　　　　　　　　　B. 核黄素
    C. 尼克酸　　　　　　　　　D. 泛酸

43. 下列食物中含锌量最高的是_____。
    A. 胡萝卜、西红柿　　　　　B. 畜禽肉类
    C. 牡蛎　　　　　　　　　　D. 肝蛋类

44. 下列食物中含铁量较多、吸收率最高的是_____。
    A. 大米　　　　　　　　　　B. 黑豆
    C. 奶类　　　　　　　　　　D. 肉类

45. 下列关于钙吸收描述正确的是_____。
    A. 草酸盐抑制吸收　　　　　B. 植酸盐促进吸收
    C. 糖类抑制吸收　　　　　　D. 膳食纤维无影响

46. 以下对食物热效应的解释哪项是不正确的_____。
    A. 过去称食物特殊动力作用　B. 因摄食而引起的能量额外消耗
    C. 这种额外能量消耗伴有体温生高　D. 这种额外能量消耗与摄食无关

47. 1 g 脂肪在体内氧化能产生_____ kcal 热量。
    A. 4　　　　　　　　　　　　B. 16.7
    C. 9　　　　　　　　　　　　D. 6

48. "克山病"是体内缺乏_____而引起的。

A. 碘 B. 硒
C. 磷 D. 锌

49. 按营养素新的分类，_____为微量营养素。
    A. 蛋白质 B. 脂肪
    C. 矿物质 D. 糖类

50. _____易在体内蓄积。
    A. 维生素 C B. 维生素 B_1
    C. 维生素 A D. 维生素 B_6

51. _____缺乏可引起坏血病。
    A. 维生素 B_1 B. 维生素 C
    C. 维生素 A D. 尼克酸

52. 钙是人体内含量最多的一种矿物质，其中99%集中在_____。
    A. 骨骼和牙齿 B. 软组织和细胞外液
    C. 骨骼和软组织 D. 牙齿和血液

三、多项选择题（下列每题中的多个选项中，至少有2个是正确的，请将正确答案的代号填在横线空白处）

1. 应维持正氮平衡的人群包括_____。
    A. 儿童 B. 孕妇
    C. 疾病恢复期 D. 健康成人
    E. 肥胖

2. 影响食物蛋白质消化率的因素有_____。
    A. 蛋白质来源 B. 蛋白质性质
    C. 膳食纤维 D. 多酚类物质
    E. 酶

3. 评价食物蛋白质利用率常用的指标有_____。
    A. 蛋白质消化率 B. 蛋白质真消化率
    C. 蛋白质功效比值 D. 蛋白质生物价
    E. 氨基酸评分

4. 评价蛋白质营养价值的指标包括_____。
    A. 蛋白质含量 B. 蛋白质消化率
    C. 蛋白质利用率 D. 氨基酸评分
    E. 生物价

5. 反映食物蛋白质消化吸收后，被机体利用程度的指标是蛋白质的_____。

    A. 功效比值   B. 生物价
    C. 氨基酸评分   D. 真消化率
    E. 消化率

6. 蛋白质互补应遵循的原则是_____。

    A. 食物的生物学种属越远越好   B. 动物性食物之间的混合较好
    C. 搭配的种类越多越好   D. 食用时间越近越好
    E. 食物的生物学种属越近越好

7. 脂肪水解后容易被小肠黏膜细胞吸收的分子包括_____。

    A. 甘油   B. 甘油单酯
    C. 甘油二酯   D. 乳糜微粒
    E. 中链脂肪酸

8. 脂肪的生理功能包括_____。

    A. 维持体温   B. 保护脏器
    C. 增加饱腹感   D. 提高膳食感官性状
    E. 构成细胞膜

9. 碳水化合物的来源包括_____。

    A. 复合碳水化合物淀粉   B. 不消化的抗性淀粉
    C. 麦芽糖   D. 低聚糖等碳水化合物
    E. 非淀粉多糖

10. 烟酸缺乏可出现下列_____典型症状。

    A. 皮炎   B. 贫血
    C. 腹泻   D. 促进胃肠蠕动
    E. 痴呆

11. 促进钙吸收的物质有_____。

    A. 维生素 D   B. 乳糖
    C. 膳食纤维   D. 氨基酸
    E. 青霉素

12. 下列哪些蛋白可作为参考蛋白_____。

    A. 醇溶蛋白   B. 酪蛋白
    C. 鸡蛋蛋白   D. 鱼肉蛋白
    E. 牛肉蛋白

13. 维生素 A 缺乏可导致_____。
    A. 夜盲症　　　　　　　　　　B. 青光眼
    C. 角膜软化　　　　　　　　　D. 眼睛干燥症

14. _____能为机体提供能量。
    A. 碳水化合物　　　　　　　　B. 蛋白质
    C. 矿物质　　　　　　　　　　D. 脂肪

15. 与造血功能有关的营养素有_____。
    A. 铁　　　　　　　　　　　　B. 叶酸
    C. 铜　　　　　　　　　　　　D. 维生素 B_{12}

16. 维生素 B_2 以_____的形式参加体内能量生成。
    A. FAD　　　　　　　　　　　B. FMN
    C. NAD　　　　　　　　　　　D. NADP

17. 蛋白质调节生理功能主要表现在参与_____的构成等方面。
    A. 核蛋白　　　　　　　　　　B. 免疫蛋白
    C. 酶蛋白　　　　　　　　　　D. 血红蛋白

18. 具有抗氧化作用的营养素是_____。
    A. 锌　　　　　　　　　　　　B. 硒
    C. 维生素 C　　　　　　　　　D. 维生素 E

19. 影响人体基础代谢的因素有_____。
    A. 体表面积与体型　　　　　　B. 年龄
    C. 甲状腺激素异常　　　　　　D. 寒冷
    E. 咖啡因

20. 下列哪些物质可以促进铁的吸收_____。
    A. 维生素 B　　　　　　　　　B. 猪肉
    C. 抗酸药物　　　　　　　　　D. 植酸盐
    E. 维生素 C

21. 微量元素锌被称为生命之花，它主要来源于_____。
    A. 粮谷类　　　　　　　　　　B. 动物肝脏类
    C. 蔬菜类　　　　　　　　　　D. 海产品类

22. 维生素 A 缺乏引起_____。
    A. 干眼病　　　　　　　　　　B. 脚气病
    C. 致盲症　　　　　　　　　　D. 坏血病

E. 失明

23. 膳食纤维的功能有_____。
    A. 能促进肠道蠕动　　　　　　　　B. 降低脂肪的吸收
    C. 促进锌的吸收　　　　　　　　　D. 有饱腹感

24. 维生素 B_1 在_____环境中不稳定。
    A. 碱性　　　　　　　　　　　　　B. 酸性
    C. 高温　　　　　　　　　　　　　D. 有亚硫酸盐

25. 维生素 B_2 主要来源于_____食品。
    A. 调味品类　　　　　　　　　　　B. 奶类
    C. 蔬菜类　　　　　　　　　　　　D. 动物内脏

26. 不溶性膳食纤维包括_____。
    A. 纤维素　　　　　　　　　　　　B. 甘露醇
    C. 半纤维素　　　　　　　　　　　D. 木质素
    E. 果胶

27. 属于人体必需脂肪酸的为_____。
    A. γ—亚麻酸　　　　　　　　　　 B. α—亚麻酸
    C. 亚油酸　　　　　　　　　　　　D. EPA
    E. DHA

28. 人体的条件必需氨基酸有_____。
    A. 赖氨酸　　　　　　　　　　　　B. 酪氨酸
    C. 半胱氨酸　　　　　　　　　　　D. 亮氨酸

29. 影响铁吸收的体内因素有_____。
    A. 铁需要量　　　　　　　　　　　B. 铁储存量
    C. 食物通过肠道的时间　　　　　　D. 胃酸

30. 食物能量的来源是_____。
    A. 碳水化合物　　　　　　　　　　B. 酒精
    C. 脂肪　　　　　　　　　　　　　D. 蛋白质
    E. 矿物质

31. 下列矿物质中，属于必需微量元素的有_____。
    A. 锌　　　　　　　　　　　　　　B. 磷
    C. 钙　　　　　　　　　　　　　　D. 铁
    E. 硒

32. 属于优质蛋白的有_____。
   A. 谷蛋白　　　　　　　　　　B. 大豆蛋白
   C. 鸡肉蛋白　　　　　　　　　D. 白蛋白
   E. 鱼肉蛋白

33. _____是蛋白质的重要生理功能。
   A. 组成人体组织，供给人体生长、更新、修补组织的材料
   B. 通过参与酶和激素以维持和调节生理功能，催化代谢
   C. 与抗体形成，增强人体抵抗力有关
   D. 维持体液平衡，调节机体的渗透压

34. 下面说法正确的是_____。
   A. 血红素铁主要存在于动物性食品中
   B. 血红素铁在肠内的吸收并不受膳食因素的影响
   C. 非血红素铁主要存在于动物性食品中
   D. 无论是血红素铁还是非血红素铁均受植酸、草酸盐的影响
   E. 铁的吸收与体内铁的需要量有关

35. 含碘量丰富的食品有_____。
   A. 海带　　　　　　　　　　　B. 深绿色蔬菜
   C. 干贝　　　　　　　　　　　D. 紫菜
   E. 海鱼

36. _____不利于钙的消化与吸收。
   A. 柠檬酸　　　　　　　　　　B. 草酸
   C. 单宁　　　　　　　　　　　D. 植酸

37. 下面说法正确的是_____。
   A. 铬是体内葡萄糖耐量因子的重要组成成分
   B. 硒是谷胱甘肽硫转移酶的组成成分
   C. 锌参与蛋白质合成
   D. 人乳中的钙磷比例约为1∶1.5
   E. 缺硒是发生克山病的重要原因

38. 维生素 D 的较好食物来源有_____。
   A. 牛奶　　　　　　　　　　　B. 蛋黄
   C. 肝脏　　　　　　　　　　　D. 谷类
   E. 海鱼

39. _____是导致维生素缺乏的主要原因。
    A. 维生素摄入不足　　　　　　　　B. 需要量相对增加
    C. 人的年龄　　　　　　　　　　　D. 吸收利用障碍

40. 人体内的必需微量元素是_____。
    A. 铁、碘、锌　　　　　　　　　　B. 氟、镍、锌
    C. 钴、铜、硒　　　　　　　　　　D. 钴、汞、锡

41. 有关玉米中的烟酸，说法正确的是_____。
    A. 含量并不低　　　　　　　　　　B. 为结合型
    C. 用酸处理容易被机体利用　　　　D. 用碱处理容易被机体利用

42. 脂肪酸分为_____。
    A. 饱和脂肪酸　　　　　　　　　　B. 反式脂肪酸
    C. 多不饱和脂肪酸　　　　　　　　D. 单不饱和脂肪酸

43. 常见的单糖有_____。
    A. 麦芽糖　　　　　　　　　　　　B. 蔗糖
    C. 葡萄糖　　　　　　　　　　　　D. 半乳糖

44. 机体缺乏叶酸可导致_____的出现。
    A. 坏血病　　　　　　　　　　　　B. 成人小细胞性贫血
    C. 胎儿神经管畸形　　　　　　　　D. 成人巨幼红细胞贫血

45. 人体水平衡的调节主要依靠_____。
    A. 口渴中枢　　　　　　　　　　　B. 抗利尿激素
    C. 肝脏　　　　　　　　　　　　　D. 肾脏

46. 下列属于脂溶性维生素的有_____。
    A. 维生素 A　　　　　　　　　　　B. 维生素 D
    C. 维生素 E　　　　　　　　　　　D. 维生素 B
    E. 维生素 K

47. 烟酸又名_____。
    A. 维生素 PP　　　　　　　　　　 B. 维生素 P
    C. 抗癞皮病因子　　　　　　　　　D. 维生素 B_6
    E. 尼克酸

48. 膳食纤维包含_____。
    A. 半纤维素　　　　　　　　　　　B. 果胶
    C. 树胶　　　　　　　　　　　　　D. 纤维素

E. 木质素

49. 水的生理功能有_____。

A. 构成细胞和体液的重要组成成分　　B. 参与人体内新陈代谢

C. 调节人体体温　　D. 润滑作用

E. 提供能量

50. 膳食纤维的生理功能有_____。

A. 降低血清胆固醇，预防冠心病　　B. 预防胆结石形成

C. 促进结肠功能，预防结肠癌　　D. 防止能量过剩和肥胖

E. 维持血糖正常平衡，防治糖尿病

参考答案及说明

一、判断题

1. √

2. ×。人体所需的营养素有蛋白质、脂类、碳水化合物、矿物质、维生素共五大类。

3. ×。非必需营养素是指可以在体内由其他食物成分转换生成，不一定需要由食物中直接获得的营养素。

4. √

5. ×。矿物质和维生素因需要量较少，在膳食中所占比重也小，称为微量营养素。

6. √

7. √

8. √

9. √

10. ×。动态平衡主要指能量平衡、营养素平衡和水盐平衡。

11. ×。脂肪不可以在人体缺氧条件下供给能量。

12. ×。产能营养素在体内的燃烧和在体外的燃烧所得到的最终产物不完全相同。产生的热量也不完全相同。

13. √

14. ×。肌肉越发达者，活动能量消耗越大。

15. √

16. √

17. √

18. √

19. ×。中国营养协会建议膳食碳水化合物的参考摄入量占总能量摄入量的55%~65%。

20. ×。GI高的食物在胃肠内停留时间长，释放慢，血糖浓度波动大。

21. √

22. ×。约1%的钙常以游离的或结合的离子状态存在于软组织、细胞外液及血液中，统称为混溶钙池。

23. ×。钙参与血凝过程，具有激活凝血酶原使之变成凝血酶的作用。

24. ×。钙过量对机体可产生不利影响，包括增加肾结石的危险，奶碱综合征等。

25. √

26. ×。钾为人体的重要阳离子之一，成年男性体内钾总量略高于女性。

27. √

28. ×。肌肉、神经组织和骨骼中的氯含量很低。

29. √

30. ×。粮谷和蔬菜中的植酸盐、草酸盐以及茶叶和咖啡中的多酚类物质均可影响铁的吸收。

31. √

32. √

33. ×。肾中硒浓度最高，肝脏次之，血液中相对低些，脂肪组织中含量最低。

34. √

35. √

36. ×。维生素A和胡萝卜素溶于脂肪，不溶于水。

37. √

38. ×。抗氧化剂有利于维生素A的吸收。

39. ×。人体内维生素D_3的来源是皮肤表皮和真皮内的7-脱氢胆固醇经紫外线照射转变而来，从动物性食物中摄入者甚少。

40. √

41. ×。食物中的维生素E对热、光及碱性环境均较稳定，在一般烹调过程中损失不大。

42. √

43. √

44. ×。维生素B_2在碱性溶液中加热较易破坏。

45. √

46. ×。显性出汗是汗腺活动的结果，非显性出汗为不自觉出汗，很少通过汗腺活动产生。

47. √

48. √

49. √

50. ×。膳食纤维可以预防便秘形成。

51. ×。食物营养价值不只依赖于蛋白质的含量，它只是其中一个方面。

52. √

53. ×。不溶性纤维经在大肠发酵可以再利用，因此对人体也有益。

54. √

55. √

56. √

二、单项选择题

1. C 2. A 3. D 4. B 5. E 6. C 7. C 8. B 9. C 10. A 11. B 12. D 13. E
14. D 15. E 16. D 17. A 18. E 19. C 20. A 21. A 22. D 23. A 24. D 25. A
26. A 27. B 28. A 29. C 30. A 31. D 32. C 33. B 34. A 35. D 36. D 37. C
38. B 39. C 40. C 41. D 42. C 43. C 44. D 45. A 46. D 47. C 48. B 49. C
50. C 51. B 52. A

三、多项选择题

1. ABC 2. BCDE 3. CD 4. ABCD 5. AB 6. ACD 7. ABE 8. ABCD 9. ABDE
10. ACE 11. ABD 12. BC 13. ACD 14. ABD 15. ABCD 16. AB 17. ABCD 18. BCD
19. BCD 20. BE 21. BD 22. ACE 23. ABD 24. AD 25. BD 26. ACD 27. BC
28. BC 29. ABCD 30. ABCD 31. ABDE 32. BCE 33. ABCD 34. ABE 35. ACDE
36. BCD 37. ACDE 38. BCE 39. ABD 40. AC 41. ABD 42. ACD 43. CD 44. CD
45. ABD 46. ABCE 47. ACE 48. ABCDE 49. ABCD 50. ABCDE

第四章 人群营养基础

考 核 要 点

基础知识考核范围	考 核 要 点	重要程度
孕妇营养	1. 孕妇营养不良的危害	熟悉
	2. 新生儿低出生体重与成年期健康的关系	掌握
	3. 引起新生儿低出生体重的因素	掌握
	4. 孕妇的营养需要与营养素参考摄入量	掌握
	5. 孕妇膳食指南与膳食要点	掌握
乳母营养	1. 乳母营养需要及膳食营养素参考摄入量	熟悉
	2. 产褥期膳食要点	熟悉
	3. 哺乳期膳食要点	掌握
婴儿营养	1. 婴儿营养需要及膳食营养素参考摄入量	熟悉
	2. 母乳喂养的优越性	掌握
	3. 母乳中的免疫活性物质的种类	掌握
	4. 人工喂养的注意事项	掌握
	5. 添加婴儿辅助食品的原则	掌握
幼儿营养	1. 幼儿营养需要及参考摄入量	熟悉
	2. 幼儿膳食选择	掌握
	3. 幼儿膳食的基本要求	掌握
学龄前儿童营养	1. 学龄前儿童营养需要及膳食营养素参考摄入量	熟悉
	2. 平衡膳食的原则	掌握
	3. 幼儿园膳食管理	熟悉
学龄儿童与青少年营养	1. 学龄儿童与青少年营养需要及膳食营养素参考摄入量	熟悉
	2. 学龄儿童膳食指南	掌握
	3. 青少年膳食指南	掌握
老年人营养	1. 老年人营养需要及膳食营养素参考摄入量	熟悉
	2. 老年人膳食指南	掌握
	3. 骨质疏松的营养防治	掌握
	4. 高血压、高血脂与冠心病的营养防治	掌握

重点复习提示

一、孕妇营养

1. 孕妇营养不良的危害

孕妇营养不良对胎儿的不良影响包括生长停滞、宫内发育迟缓，其结果包括早产、新生儿低体重、先天畸形、围产期死亡率增高、影响婴儿的体格和智力发育。

2. 新生儿低出生体重与成年期健康的关系

出生低体重儿童成年后易发生糖耐量减低、高胰岛素血症和胰岛素抵抗；血压与出生体重负相关；出生体重低者与正常体重者相比，冠心病发病率增加。

3. 引起新生儿低出生体重的因素

引起新生儿低出生体重的因素包括：孕前母体体重和身高不够、母体孕期蛋白质—能量营养不良、孕期增重不够、孕期血浆总蛋白和白蛋白水平低下、孕期贫血、孕妇吸烟和酗酒等。

4. 孕妇的营养需要与营养素参考摄入量

（1）能量、蛋白质和脂肪

从孕中期开始，孕妇在非孕基础上每天增加 200 kcal 的能量摄入，同时注意摄入营养素密度高的食物，预防体重增加过多。

胎儿生长发育所需的所有氨基酸均需母体提供。

从孕 20 周开始，胎儿脑细胞分裂加速，而磷脂增加是脑细胞分裂加速的前提，因此，必须由母体提供合成磷脂所必需的花生四烯酸、二十二碳六烯酸等长链多不饱和脂肪酸；对孕期膳食脂肪的摄入量建议为，每天总脂肪摄入量占总能量的 20%～30%，饱和脂肪酸、单不饱和脂肪酸、多不饱和脂肪酸分别为<10%、10%、10%，其中 n−6 与 n−3 系列的比为（4～6）：1。

（2）矿物质

孕期容易缺乏的常量元素为钙，微量元素有铁、碘和锌等。为了预防矿物元素缺乏，孕妇应适当增加奶及其制品、大豆及其制品以补充钙；增加动物肝脏、动物血和瘦肉等以增加铁的摄入；多进食海产品以补碘和锌等。

矿物元素摄入不足的危害：引起母体骨密度下降（钙不足）、缺铁性贫血等，对胎儿的影响包括克汀病（碘缺乏）等。

（3）维生素

注意叶酸的补充。

5. 孕妇膳食指南与膳食要点

(1) 孕早期膳食要点

按照孕妇喜好，选择促进食欲的食物；选择容易消化吸收的食物；少食多餐，想吃就吃；在完全不能进食的情况下，为防止酮体对胎儿的不良影响，应静脉补充葡萄糖；补充叶酸。

(2) 孕中期膳食要点

补充充足能量，注意补充铁，保证充足的鱼、禽、蛋、瘦肉和奶的供给。

(3) 孕晚期膳食要点

补充长链多不饱和脂肪酸，增加钙的摄入，保持适宜的体重增加。

二、乳母营养

1. 乳母营养需要及膳食营养素参考摄入量

乳母膳食中能量及蛋白质、脂肪、碳水化合物、矿物质和维生素都应适量增加，以满足泌乳的需要。

铁不能通过乳腺进入乳汁，一般情况下，乳母也没有月经失铁，但哺乳期仍需要铁较高的膳食铁的补充，目的是恢复孕期铁丢失，除注意用富铁食物补充铁外，可考虑补充小剂量的铁以纠正和预防缺铁性贫血。

维生素 D 也不能通过乳腺，建议乳母和婴儿多进行户外运动，必要时可补充维生素 D 制剂，维持乳中钙水平的恒定，弥补孕期母体骨钙的丢失。

2. 产褥期膳食要点

正常分娩后可进食适量、易消化吸收的半流质食物如红糖水、藕粉、蒸蛋羹、蛋花汤等；对于会阴撕伤的产妇，应给无渣膳食；注意优质蛋白的补充，进食鸡蛋一天不要超过 6 个，同时注意蔬菜水果的摄入。

3. 哺乳期膳食要点

种类多样；优质蛋白充足；多食含钙丰富的食物；多食含铁丰富的食物；摄入足够的新鲜蔬菜、水果和海产品；注意烹调方法，多汤水。

三、婴儿营养

1. 婴儿营养需要及膳食营养素参考摄入量

婴儿期良好的营养是一生体格和智力发育的基础。婴儿生长迅速，需要更多的能量、优质蛋白、不饱和脂肪酸、维生素和矿物质。

(1) 婴儿所需必需蛋白质的量按每单位体重计大于成人，且需由食物提供组氨酸、半胱氨酸、酪氨酸及牛磺酸等成人体内可合成的氨基酸。

(2) 婴儿期脂肪提供的能量占总能量的比例较高，0～6个月为45%～50%，6～12个月为35%～40%，尤其需要长链多不饱和脂肪酸，如花生四烯酸和DHA等。

(3) 婴儿碳水化合物的来源主要是乳糖，碳水化合物摄入过多可能引起婴儿腹泻。

(4) 婴儿必需而又容易缺乏的矿物质有钙、铁、锌、碘等。

(5) 婴儿体内来源于母体的铁储备在4个月左右耗尽，因此需在4～5个月补充铁；婴儿期缺碘，可能对智力造成不可逆损害；母乳中的维生素含量受母亲膳食和营养状态的影响较大，尤其是水溶性维生素。

2. 母乳喂养的优越性

母乳喂养能提供充分的营养；降低发病率和死亡率；增进母子感情；不易引起过敏。

3. 母乳中的免疫活性物质的种类

前3～4个月，人乳中存在嗜中性粒细胞和巨噬细胞；初乳中有丰富的抗体；含有乳铁蛋白（初乳丰富，随后下降）；溶菌酶丰富；丰富补体（初乳丰富，随后迅速下降）；低聚糖和共轭糖原，改善肠道菌群。

4. 人工喂养的注意事项

对0～4个月的婴儿，只有在实在无法用母乳喂养时才采用人工喂养。

(1) 人工喂养所用乳量可根据婴儿的能量需要量来计算。

(2) 开始每天分6～8次喂养，较大婴儿可逐渐减少喂养次数。

(3) 由于代乳品营养丰富，容易滋生细菌，特别是开封后应盖好，并注意低温冷藏。代乳品配制后应煮沸消毒。

(4) 喂养前将乳液温度调至接近体温，并排除乳嘴里的空气，以免烫伤和吸入空气。

(5) 婴儿食品配好后应立即喂养，如配好后在30℃以上室温放置超过2 h以上应废弃。

(6) 奶瓶、奶头及其他调配食具每次使用后应彻底洗净消毒。

5. 添加婴儿辅助食品的原则

应该在4～6个月时，根据婴儿的个体发育，依据逐步适应、由稀到稠、由少到多、因人而异的原则给婴儿添加辅助食品。

四、幼儿营养

1. 幼儿营养需要及参考摄入量

幼儿对能量的需要通常包括基础代谢、生长发育、体力活动以及食物的特殊动力作用。婴幼儿时期基础代谢的能量消耗占总能量需要的60%。

蛋白质占膳食总能量的12%~15%，且一半以上应为优质蛋白；脂肪提供的能量占总能量的30%~35%。

奶和奶制品是幼儿膳食钙的最好来源。幼儿期的缺铁性贫血为我国常见病和多发病，应注意通过动物肝脏和血等途径补充铁；同时注意通过海产品如蛤贝补锌、海带补碘。

2. 幼儿膳食选择

进入幼儿期，粮谷类逐渐成为小儿的主食，但不应加工过细；乳类每日饮用适量；同时保证鱼、禽、肉、蛋及豆类的供给；蔬菜水果是膳食纤维和维生素C、β-胡萝卜素的重要来源。

3. 幼儿膳食的基本要求

(1) 营养齐全、搭配合理。

(2) 合理加工与烹调。

(3) 合理安排进餐。

(4) 营造幽静、舒适的进餐环境。

(5) 注意饮食卫生。

五、学龄前儿童营养

1. 学龄前儿童营养需要及膳食营养素参考摄入量

3~6岁儿童生长速度减慢，脂肪供能比例逐渐下降，至7岁时接近成人推荐值。3~6岁儿童基础代谢耗能每日每千克体重约44 kcal，每增加1 kg体重约需160 g蛋白质积累，建议其蛋白质参考推荐摄入量为45~60 g/日，每日每千克体重需总脂肪为4~6 g，碳水化合物应占总能量的50%~60%。注意合理安排膳食，保证矿物质和维生素的供给。

2. 平衡膳食的原则

多样食物合理搭配；专门烹调，易于消化；制定合理膳食制度；培养健康饮食习惯。

3. 幼儿园膳食管理

建立合理的幼儿园膳食管理制度，制定合理食谱，促进儿童健康。

六、学龄儿童与青少年营养

1. 学龄儿童与青少年营养需要及膳食营养素参考摄入量

儿童少年的能量处于正平衡状态。少年时期是生长发育的高峰期，能量的需要也达到了高峰，因此一般不过度限制儿童少年膳食脂肪摄入，但不能因过量而导致肥胖。注意避免摄入过多的单糖。

生长突增高峰期，保证钙的供应。同时注意铁的摄入量，尤其是女童更易发生缺铁性贫血。青春期甲状腺发病率较高，注意预防。

儿童少年维生素 A 缺乏发病率高于成人，注意膳食补充。儿童青少年学习紧张，因此应预防维生素 B_2 缺乏。

2. 学龄儿童膳食指南

《中国居民膳食指南》中，除了"第 7 条饮酒应限量"外，其余原则也适用于儿童。保证早餐吃好；少吃零食，饮用清淡饮料，控制食糖摄入；重视户外活动。

3. 青少年膳食指南

多吃谷类，保证充足的能量，保证鱼、禽、肉、蛋、奶、豆和蔬菜的摄入；参加体力活动，避免盲目节食。

七、老年人营养

1. 老年人膳食指南

饮食多样化；主食多粗粮；每天饮用牛奶或食用奶制品；食用大豆或其制品；适量食用动物性食品；多吃蔬菜和水果；饮食清淡、少盐。

2. 骨质疏松的营养防治

选用钙强化食品和钙补充剂；适度体力活动，同时户外活动；适量摄入大豆或大豆制品；补充维生素 D；摒弃不良饮食生活习惯；在医生指导下使用治疗骨质疏松的药物。

辅导练习题

一、判断题（下列判断正确的请在括号内打"√"，错误的请在括号内打"×"）

1. 从妊娠开始，孕妇每日能量参考摄入量在原有基础上增加 200 kcal。（　　）
2. 为了保证能量摄入量达到推荐摄入量标准，孕妇应尽可能进食能量密度高的食物。（　　）
3. 由于胎儿早期肝脏尚未发育成熟，因此，对胎儿来说有 12 种必需氨基酸。（　　）
4. 早期胎儿所有的氨基酸都来自于母体。（　　）
5. 妊娠期妇女比非孕时对钙的吸收率提高。（　　）
6. 孕妇对钙的需要量大大增加，因此钙的最好来源应是膳食补充剂。（　　）
7. 从计划受孕开始，女性就应补充叶酸。（　　）
8. 因为铁不能通过乳腺进入乳汁，因此以母乳喂养的婴儿易发生缺铁性贫血。（　　）
9. 乳母对能量的需要大大增加，因此作为重要能量来源的脂肪的供能比应为 35%～40%。（　　）

10. 铁不能通过乳腺进入乳汁，乳母又不通过月经失铁，因此，乳母不需要高铁膳食。
（　　）

11. 脂溶性维生素 A 和维生素 D 均不能通过乳腺进入乳汁，因此，以母乳喂养的婴儿应多进行户外活动。（　　）

12. 考虑产褥期妇女的身体状况，膳食应以动物性食物为主，限制蔬菜水果的摄入。
（　　）

13. 哺乳期乳母的饮食应以煮炖食物烹调方法为佳。（　　）

14. 婴儿对能量的需要包括体力活动、基础代谢、食物特殊动力作用和生长发育四个方面。（　　）

15. 婴儿生长发育迅速，对能量的需要量相对比成人多。（　　）

16. 婴儿脂肪摄入量占总能量需要的比例与成年人相当。（　　）

17. 婴儿对长链多不饱和脂肪酸的需要量相对较多，占总能量的 10%。（　　）

18. 母乳喂养婴儿碳水化合物摄入量占总量的 50% 以上。（　　）

19. 母乳喂养婴儿碳水化合物的主要来源是乳糖。（　　）

20. 婴儿必需而又容易缺乏的微量元素为钙、铁等。（　　）

21. 足月出生的新生儿体内铁的储备可预防 4 个月以内的铁缺乏。（　　）

22. 母乳中的水溶性维生素的含量比脂溶性维生素更易受乳母膳食的影响。（　　）

23. 初乳中的免疫活性物质的密度大多比成熟乳高。（　　）

24. 人乳乳汁中保留了人类生命发育早期所需要的全部营养成分，因此，以母乳喂养婴儿不需要额外补充其他任何营养素。（　　）

25. 就脂肪的种类和数量来说，牛乳和人乳差异不大，因此，牛乳是最佳的母乳替代品。（　　）

26. 人乳中乳糖的含量比牛乳高。（　　）

27. 婴儿食物中的矿物质过多或过少都不适合于婴儿及肠道对渗透压的耐受。（　　）

28. 母乳中的免疫活性物质大量存在于成熟乳中。（　　）

29. 婴儿最佳的饮料是白开水。（　　）

30. 医学配方奶粉的适用人群是早产儿和先天代谢缺陷患儿。（　　）

31. 幼儿期基础代谢的能量消耗占其总能量消耗的大部分。（　　）

32. 幼儿期对营养素的需要量相对大于成人。（　　）

33. 幼儿对蛋白的需要量占总能量的比例与成年差不多，且优质蛋白应占三分之一。
（　　）

34. 幼儿对谷类食物的需要量逐渐增多，在谷类食物的选择上应注意选择含植酸盐少的

精米精面，防止其影响食物中矿物元素的吸收。（　　）
35. 1~2岁幼儿，每天可进食5~6次。（　　）
36. 学龄前儿童每天最基本的食物是奶类及其制品。（　　）
37. 与蛋白质和脂肪相比，碳水化合物是最容易利用的能量。（　　）
38. 学龄儿童应杜绝吃零食以保证正餐的摄入。（　　）
39. 相比成年人，老年人的能量需要量下降。（　　）
40. 老年人在蛋白质代谢方面，容易发生负氮平衡。（　　）
41. 为了达到蛋白质每日75 g的推荐摄入量，老年人每天应摄入充足的猪肉。（　　）
42. 钙吸收能力下降和户外活动减少是造成老年人出现负钙平衡的主要原因。（　　）
43. 老年人应该有规律地饮用包括浓茶在内的饮料。（　　）
44. 为了控制脂肪的摄入，老年人最好不吃动物性食品。（　　）
45. 老年人膳食指南建议适于老年人食用的动物性食物为禽肉和鱼类。（　　）
46. 老年人出现缺铁性贫血，除铁摄入量不足外，还可能与蛋白质合成减少、维生素B_{12}、维生素B_6缺乏有关。（　　）
47. 只有在实在无法用母乳喂养婴儿时才采用人工喂养。（　　）
48. 幼儿膳食要求营养齐全，其中膳食蛋白质、脂肪、碳水化合物的重量比接近1∶1∶1。（　　）
49. 高血压、高血脂与冠心病的营养防治均要求控制能量摄入。（　　）
50. 谷类食物提供的蛋白质是以植物性食物为主地区的主要蛋白质来源。（　　）

二、单项选择题（下列每题有5个选项，其中只有1个是正确的，请将其代号填写在横线空白处）

1. 从营养学角度来看，保障成功妊娠的基础是_____。
   A. 合理补充微量元素　　　　B. 合理摄取能量
   C. 补充维生素　　　　　　　D. 尽早开始补充叶酸
   E. 注意营养素摄入的平衡

2. 人的一生按照年龄可分为_____个阶段。
   A. 4　　　　　　　　　　　B. 5
   C. 6　　　　　　　　　　　D. 7
   E. 8

3. 下列关于孕期能量摄入量增加的说法正确的是_____。
   A. 从妊娠开始即应增加能量的摄入
   B. 从计划妊娠开始即应增加能量的摄入

C. 从妊娠中期开始增加能量的摄入

D. 从妊娠晚期开始增加能量的摄入

E. 妊娠期能量摄入量的增加依据个人的食量及口味而定

4. 对脑和视网膜发育有重要作用的脂肪酸是_____。

  A. 花生四烯酸和软脂酸   B. 硬脂酸和花生四烯酸

  C. 二十二碳六烯酸和软脂酸   D. 花生四烯酸和二十二碳六烯酸

  E. 硬脂酸和二十二碳六烯酸

5. 孕妇易缺乏的微量元素有_____。

  A. 钙、铁、碘   B. 锰、铁、锌

  C. 铁、碘、锌   D. 铜、碘、锌

  E. 钙、铁、碘、锌

6. 孕妇首选的钙的来源是_____。

  A. 营养补充剂   B. 钙片

  C. 鸡蛋   D. 奶类及其制品

  E. 骨头汤

7. 孕妇补铁的主要目的是_____。

  A. 红细胞增加   B. 肝脏的储留

  C. 脾脏储留   D. 增强胎儿免疫力

  E. 预防贫血

8. 孕期对铁的需要在_____达到高峰。

  A. 孕 10～14 周   B. 孕 15～19 周

  C. 孕 20～24 周   D. 孕 25～29 周

  E. 孕 30～34 周

9. 为预防神经管畸形的发生，适宜的叶酸摄入量为每天_____mg。

  A. 0.2   B. 0.3

  C. 0.6   D. 0.9

  E. 1.0

10. 孕早期的膳食原则包括_____。

  A. 按照喜好，选择促进食欲的食物   B. 补充长链多不饱和脂肪酸

  C. 补钙   D. 补充充足的能量

  E. 保证充足的鱼、禽、蛋等

11. 孕末期的膳食原则包括_____。

A. 补充充足的能量 B. 补充长链多不饱和脂肪酸
C. 补铜 D. 按照喜好，选择促进食欲的食物
E. 保证充足的鱼、禽、蛋等

12. 孕早期由于呕吐完全不能进食时，静脉给予葡萄糖主要是为了_____。
    A. 促进机体利用蛋白质 B. 促进脂肪动员
    C. 促进微量营养素吸收 D. 防止胎儿低血糖症
    E. 防止酮体对胎儿早期脑发育的影响

13. 合成 1 000 mL 乳汁，需要母体多摄入_____kcal 能量。
    A. 700 B. 800
    C. 900 D. 1 000
    E. 600

14. 不能通过乳腺进入乳汁的营养素有_____。
    A. 钙和铁 B. 长链多不饱和脂肪酸和铁
    C. 必需氨基酸和钙 D. 钙和维生素 D
    E. 维生素 D 和铁

15. 乳母对铁的需要主要用于_____。
    A. 供给婴儿生长需要 B. 预防婴儿缺铁性贫血
    C. 恢复孕期铁丢失 D. 胎儿铁储备
    E. 促进婴儿免疫力提高

16. 考虑营养需要及产妇的身体状况，正常分娩后适宜进食_____。
    A. 固体食物，如肉、煮鸡蛋、饼干等
    B. 半流质食物，如蛋花汤
    C. 流质食物，如果汁
    D. 豆浆
    E. 牛奶

17. 下列哪个地区和季节的出生婴儿容易发生维生素 D 缺乏_____。
    A. 南方夏天出生 B. 南方冬天出生
    C. 北方夏天出生 D. 北方冬天出生
    E. 西部地区

18. 0~6 个月婴儿，脂肪摄入量应占总能量的_____。
    A. 25%~30% B. 30%~35%
    C. 40%~45% D. 45%~50%

E. 50%～55%

19. 对婴儿智力发育有促进作用的脂肪酸是_____。
    A. n－6系列的α－亚麻酸和花生四烯酸，n－3系列的EPA和DHA
    B. n－6系列的γ－亚麻酸和EPA，n－3系列的花生四烯酸和DHA
    C. n－6系列的花生四烯酸和DHA，n－3系列的γ－亚麻酸和DHA
    D. n－6系列的γ－亚麻酸和花生四烯酸，n－3系列的EPA和DHA
    E. n－6系列的花生四烯酸、DHA和EPA，n－3系列的γ－亚麻酸

20. 婴儿膳食中碳水化合物的主要来源是_____。
    A. 半乳糖   B. 糖原
    C. 葡萄糖   D. 淀粉
    E. 乳糖

21. 婴儿膳食中碳水化合物过多可引起_____。
    A. 腹泻   B. 低血糖
    C. 肥胖   D. 高血糖
    E. 生长发育障碍

22. 下列关于人乳和牛乳中蛋白质的比较，正确的是_____。
    A. 人乳中蛋白质含量比牛乳中的蛋白质含量高
    B. 人乳中的蛋白质以乳清蛋白为主
    C. 牛乳中的蛋白质以乳清蛋白为主
    D. 人乳和牛乳中酪蛋白和乳清蛋白的比例接近
    E. 酪蛋白比乳清蛋白更容易消化吸收

23. 下列关于人乳和牛乳中脂肪的比较，正确的是_____。
    A. 人乳中脂肪的种类比牛乳多，而总的含量比牛乳少
    B. 人乳中脂肪的种类比牛乳少，而总的含量比牛乳多
    C. 人乳中脂肪的种类和含量均比牛乳多
    D. 人乳中脂肪的种类和含量均比牛乳少
    E. 人乳和牛乳中脂肪的种类和含量相差不大

24. 乳中的_____可促进肠道对钙的吸收。
    A. 乳清蛋白   B. 酪蛋白
    C. 短链脂肪酸   D. 乳糖
    E. 长链多不饱和脂肪酸

25. 下列关于人乳和牛乳中矿物质的比较，正确的是_____。

A. 牛乳中的钙含量比人乳低

B. 人乳中铁的吸收率比牛乳低

C. 人乳中的钙、磷比例更有利于钙的吸收

D. 牛乳中锌、铜含量比人乳丰富

E. 牛乳和人乳中矿物质的含量和质量相当

26. 母乳中的营养成分能够满足_____月内婴儿的需要。

    A. 1～3   B. 2～4

    C. 3～5   D. 4～6

    E. 5～7

27. 婴儿添加辅助食物的时间是从出生后_____月开始。

    A. 5～7   B. 4～6

    C. 3～5   D. 2～4

    E. 1～3

28. 母乳喂养应持续到婴儿_____。

    A. 4～6个月   B. 6～10个月

    C. 10～12个月   D. 12～24个月

    E. 3周岁

29. 婴儿配方奶粉与全脂奶粉在蛋白质方面的差异为_____。

    A. 配方奶粉蛋白质总量降低，乳清蛋白比例增加

    B. 配方奶粉蛋白质总量升高，乳清蛋白比例降低

    C. 配方奶粉蛋白质总量不变，乳清蛋白比例增加

    D. 配方奶粉蛋白质总量降低，乳清蛋白比例降低

    E. 配方奶粉蛋白质总量降低，乳清蛋白比例不变

30. 以鲜牛乳作为母乳替代品，下列说法正确的是_____。

    A. 鲜牛乳根本不能作为母乳替代品

    B. 鲜牛乳营养成分与母乳差异小，可直接作为母乳替代品

    C. 新生儿可选用经适当比例稀释的鲜牛乳取代母乳

    D. 从营养学方面考虑，婴儿期间不可以直接饮用鲜牛乳

    E. 从卫生学方面考虑，婴儿期间饮用鲜牛乳需煮沸 10 min 以上

31. 如果采用鲜牛乳作为新生儿期的代乳品，那么合适的稀释比例为_____。

    A. 鲜牛乳：水为 2∶1   B. 鲜牛乳：水为 1∶2

    C. 鲜牛乳：水为 1∶1   D. 鲜牛乳：水为 2∶3

E. 鲜牛乳：水为 3：2

32. 鲜牛乳作为母乳替代品时，从第_____个月开始，婴儿可以吃全奶。
    A. 1   B. 2
    C. 3   D. 4
    E. 5

33. 全脂奶粉在使用时，以_____的比例稀释。
    A. 奶粉：水为 1：9   B. 奶粉：水为 1：8
    C. 奶粉：水为 1：7   D. 奶粉：水为 1：6
    E. 奶粉：水为 1：5

34. 通常情况下，婴儿添加辅助食品的时间是_____个月。
    A. 2～4   B. 3～5
    C. 4～6   D. 5～7
    E. 6～8

35. 婴儿添加辅助食品时，一种辅食一般要经过_____天的适应期。
    A. 2～3   B. 3～5
    C. 5～7   D. 7～9
    E. 10～12

36. 添加婴儿辅助食品时，下列哪一种食品应优先添加_____。
    A. 米粉糊   B. 蒸鸡蛋
    C. 肉泥   D. 豆制品
    E. 鱼泥

37. 幼儿基础代谢的能量消耗应占总能量消耗的_____。
    A. 30%   B. 40%
    C. 50%   D. 60%
    E. 70%

38. 幼儿膳食中优质蛋白质应占总蛋白质的_____。
    A. 1/3   B. 1/2
    C. 1/4   D. 12%～15%
    E. 20%～30%

39. 幼儿膳食脂肪提供的能量应占总能量的_____。
    A. 20%～25%   B. 30%～35%
    C. 25%～30%   D. 40%～45%

E. 35%～40%

40. 关于幼儿的食物选择，下列说法错误的是_____。

　　A. 适量饮用奶　　　　　　　　　B. 粮谷类逐渐成为营养素的重要来源

　　C. 粮谷类食物为主　　　　　　　D. 食物加工应精细，以利于其消化吸收

　　E. 进食适量动物性食品

41. 幼儿膳食中，蛋白质和脂肪供给的能量分别占总能量的_____。

　　A. 蛋白质12%～15%，脂肪25%～30%

　　B. 蛋白质15%～18%，脂肪25%～30%

　　C. 蛋白质18%～20%，脂肪30%～35%

　　D. 蛋白质12%～15%，脂肪30%～35%

　　E. 蛋白质15%～18%，脂肪30%～35%

42. 学龄前儿童是指_____岁的儿童。

　　A. 3～12　　　　　　　　　　　B. 3～6

　　C. 12～18　　　　　　　　　　D. 3～18

　　E. 6～12

43. 奶作为学龄前儿童钙的最佳来源，适宜的饮用量为每天_____。

　　A. 1 000 mL　　　　　　　　　B. 根据学龄前儿童的饮食爱好确定

　　C. 至少250 mL　　　　　　　　D. 300 mL以上，越多越好

　　E. 300～600 mL

44. 为保证学龄前儿童碘的摄入量达到RNI，除必须食用碘强化盐外，每周最好还应摄入_____次海产品。

　　A. 5　　　　　　　　　　　　　B. 4

　　C. 3　　　　　　　　　　　　　D. 2

　　E. 1

45. 下列哪种食物可以更好地促进人体对铁的吸收_____。

　　A. 谷类　　　　　　　　　　　　B. 新鲜柑橘类水果

　　C. 大豆类　　　　　　　　　　　D. 海产品

　　E. 鱼类

46. 下列哪种措施可安全有效地预防学龄前儿童维生素A缺乏_____。

　　A. 每天进食100 g左右猪肉

　　B. 每周进食1次猪肝，每天进食牛奶和鸡蛋

　　C. 每天补充大剂量鱼肝油

D. 每周补充 1 次红黄色蔬菜

E. 每天进食新鲜水果

47. 学龄前儿童膳食能量主要来源于_____。

    A. 奶类及其制品   B. 谷类

    C. 豆类   D. 鱼禽肉蛋等动物性食品

    E. 零食

48. 学龄前儿童每天蛋白质的需要量为_____ g。

    A. 25～40   B. 35～50

    C. 45～60   D. 55～70

    E. 65～80

49. 青春期及青春前期是生长发育的另一个高峰，因此，青少年钙的适宜摄入量应为_____ mg/日。

    A. 600   B. 700

    C. 800   D. 900

    E. 1 000

50. 下列对老年人能量消耗描述错误的是_____。

    A. 基础代谢率下降

    B. 基础代谢的能量消耗降低

    C. 由于能量消耗降低，因此能量需求也应降低

    D. 消耗的总能量减少

    E. 体力活动消耗的能量相对增加

51. 下列关于老年人的蛋白质代谢的描述正确的是_____。

    A. 易发生负氮平衡   B. 处于零氮平衡

    C. 易发生正氮平衡   D. 膳食蛋白质难以改变氮平衡

    E. 老年人体内蛋白质合成与分解没有太大变化

52. 为了获取足够的膳食蛋白质，老年人最佳的食物选择是_____。

    A. 牛、羊、猪肉类   B. 鱼蛋类

    C. 谷薯类   D. 大豆及其制品

    E. 蔬菜水果类

53. 为了保持健康，60 岁以上老年人每天的总脂肪摄入总量应不超过_____ g。

    A. 25   B. 30

    C. 35   D. 40

E. 50

54. 中国居民膳食营养素参考摄入量建议老年人每天胆固醇的摄入量应_____。
   A. 不超过 200 mg   B. 不超过 300 mg
   C. 不少于 200 mg   D. 不少于 300 mg
   E. 不多于总能量的 30%

55. 老年人每日每公斤体重应摄入水_____ mL。
   A. 20   B. 30
   C. 40   D. 50
   E. 60

56. 骨质疏松的营养防治原则不包括_____。
   A. 优先选用钙补充剂，同时注意饮食补钙
   B. 选择含钙丰富的食物
   C. 适度体力活动
   D. 适量食用大豆制品
   E. 摒弃不良生活习惯

57. 下列关于婴儿配方奶粉说法正确的是_____。
   A. 起始婴儿配方奶粉适合于 4 个月以下婴儿
   B. 后继婴儿配方奶粉适合于 4 个月以上婴儿
   C. 医学配方奶粉适合于所有婴儿
   D. 起始婴儿配方奶粉适合于 6 个月以下婴儿
   E. 后继婴儿配方奶粉适合于 6 个月以上婴儿

58. 50 岁以上妇女的首要死因是_____。
   A. 骨质疏松   B. 乳腺癌
   C. 老年痴呆   D. 冠心病
   E. 骨质增生

59. 为预防冠心病的发生，脂肪的推荐摄入量为总能量的_____。
   A. 15%   B. 20%
   C. 25%   D. 30%
   E. 35%

60. 为预防高血压的发生，食盐的摄入量应控制在_____以下。
   A. 每天 10 g   B. 每天 9 g
   C. 每天 8 g   D. 每天 7 g

E. 每天 6 g

61. 一男性轻体力劳动者,每天需要的能量为 2 400 kcal,则脂肪的摄入量为_____ g。
    A. 10~40   B. 20~50
    C. 30~60   D. 40~70
    E. 50~80

62. 一男性轻体力劳动者,每天摄入的能量为 1 800 kcal,蛋白质提供的能量按 15% 计算,若蛋白质全部由鸡蛋提供,则每天约需要_____个鸡蛋。
    A. 5   B. 7
    C. 9   D. 10
    E. 12

63. 6 月龄以下婴儿,每天可通过母乳获得约_____ mg 钙。
    A. 200   B. 300
    C. 400   D. 500
    E. 600

64. 孕后期,孕妇钙的适宜摄入量是_____ mg。
    A. 800   B. 900
    C. 1 000   D. 1 100
    E. 1 200

65. 为有效预防神经管畸形的发生,中国居民膳食营养素参考摄入量推荐孕妇每天额外摄入叶酸_____ mg。
    A. 300   B. 400
    C. 500   D. 600
    E. 700

66. 为预防神经管畸形的发生,叶酸补充最好从_____开始。
    A. 计划怀孕或可能怀孕前开始   B. 孕早期
    C. 孕中期   D. 孕晚期
    E. 哺乳期

67. 母乳中含有的能够促进直肠中乳酸杆菌生长,抑制致病性格兰氏阴性菌生长的物质是_____。
    A. 乳铁蛋白   B. 抗体
    C. 补体   D. 低聚糖
    E. 溶菌酶

68. 婴儿最佳的食物和天然饮料是_____。

  A. 白开水　　　　　　　　　　B. 添加有维生素和矿物质的饮料

  C. 普通无醇饮料　　　　　　　D. 母乳

  E. 牛乳

69. 2 岁以下婴幼儿营养物质的主要来源是_____。

  A. 谷类及薯类　　　　　　　　B. 水果蔬菜类

  C. 母乳或其他适宜婴儿食用的乳类　　　D. 肉类及谷类

  E. 谷类和豆类

70. 婴儿配方奶粉主要分为_____。

  A. 起始婴儿配方奶粉和较大婴儿配方奶粉

  B. 起始婴儿配方奶粉和后继婴儿配方奶粉

  C. 起始婴儿配方奶粉、后继婴儿配方奶粉和医学配方奶粉

  D. 起始婴儿配方奶粉、较大婴儿配方奶粉和植物性食物奶粉

  E. 普通婴儿配方奶粉和特殊婴儿配方奶粉

三、多项选择题（下列每题中的多个选项中，至少有 2 个是正确的，请将正确答案的代号填在横线空白处）

1. 孕期母体_____供给不足，会影响胎儿脑发育。

  A. 亚油酸　　　　　　　　　　B. 亚麻酸

  C. 碘　　　　　　　　　　　　D. 叶酸

  E. 钙

2. 孕妇能量消耗包括_____。

  A. 胎儿生长发育　　　　　　　B. 母体生殖器官变化

  C. 基础代谢、体力活动　　　　D. 食物热效应

  E. 脂肪储备

3. 孕中期后，每天在原有膳食基础上增加 200 kcal 热能，约相当于_____。

  A. 2 勺脂肪　　　　　　　　　B. 2 个食物份

  C. 1 两面条　　　　　　　　　D. 500 g 蔬菜

  E. 2 颗鸡蛋

4. 孕期营养不良对胎儿的影响包括_____。

  A. 生长停滞　　　　　　　　　B. 宫内发育迟缓

  C. 早产　　　　　　　　　　　D. 新生儿低出生体重

  E. 先天畸形

5. 孕末期营养要点是_____。
   A. 进一步补充充足的能量　　　B. 补充长链多不饱和脂肪酸
   C. 补钙　　　　　　　　　　　D. 补充叶酸，预防神经管畸形
   E. 补充维生素 A

6. 下列食物适宜孕早期食用的有_____。
   A. 鲜橙　　　　　　　　　　　B. 清炒荷兰豆
   C. 花生煲猪腱肉　　　　　　　D. 豆腐鱼头汤
   E. 东坡肉

7. 新生儿低出生体重与下列哪些成年期疾病发生率有关_____。
   A. 糖耐量减低　　　　　　　　B. 胰岛素抵抗
   C. 高胰岛素血症　　　　　　　D. 神经管畸形
   E. 高血压

8. 孕期维生素 D 缺乏，可引起新生儿_____。
   A. 低血钙症　　　　　　　　　B. 神经管畸形
   C. 脚气病　　　　　　　　　　D. 手足抽搐
   E. 无脑儿

9. 孕期叶酸缺乏对妊娠的不良影响包括_____。
   A. 神经管畸形　　　　　　　　B. 孕妇巨幼红细胞贫血
   C. 低钙血症　　　　　　　　　D. 胎盘早剥
   E. 干眼病

10. 孕妇钙缺乏的危害包括_____。
    A. 母体的骨密度降低　　　　　B. 母体骨质软化
    C. 母体佝偻病　　　　　　　　D. 新生儿低钙血症
    E. 母体骨质疏松

11. 孕妇对铁的需要主要用于_____。
    A. 红细胞增加　　　　　　　　B. 胎盘的储留
    C. 胎儿体内的储留　　　　　　D. 增强胎儿免疫力
    E. 增强孕妇免疫力

12. 孕早期的膳食要点包括_____。
    A. 少食多餐，想吃就吃　　　　B. 补充长链多不饱和脂肪酸
    C. 选择容易消化吸收的食物　　D. 按照喜好，选择促进食欲的食物
    E. 补充叶酸

13. 可通过乳腺进入乳汁的营养素有_____。
    A. 维生素 A 和维生素 B 族　　　　　B. 维生素 C 和维生素 D
    C. 钙和维生素 D　　　　　　　　　　D. 钙、铁、碘等矿物元素
    E. 维生素 A、维生素 E 和水溶性维生素

14. 下列烹调方法中，适合乳母需求的膳食制作方法有_____。
    A. 煮　　　　　　　　　　　　　　　B. 蒸
    C. 煨　　　　　　　　　　　　　　　D. 炸
    E. 炖

15. 下列关于乳母营养需要的说法正确的是_____。
    A. 脂溶性维生素不易通过乳腺进入乳汁，因此婴儿要补充鱼肝油
    B. 膳食蛋白质生物学价值越高，则转变成乳汁蛋白的效率就越高
    C. 乳汁中脂肪含量与乳母膳食脂肪的摄入量有关
    D. 乳母应进食营养素含量丰富的膳食
    E. 孕期脂肪储备可为泌乳提供三分之一的能量

16. 婴儿的能量消耗包括_____。
    A. 基础代谢　　　　　　　　　　　　B. 体力活动
    C. 食物热效应　　　　　　　　　　　D. 生长发育
    E. 能量储存及排泄

17. 下列关于婴儿营养素需要说法正确的是_____。
    A. 婴儿对能量的需要量相对比成人多
    B. 脂肪是 4 月龄以下婴儿能量的主要来源
    C. 婴儿在 4~5 个月以后需要补铁
    D. 除钙、铁、锌和碘以外，牛乳和母乳喂养的婴儿不容易缺乏其他矿物元素
    E. 母乳喂养的婴儿容易缺乏维生素 D，因此需要多晒太阳

18. 维生素 E 在膳食中广泛存在，下列哪种情况婴儿易缺乏维生素 E_____。
    A. 早产　　　　　　　　　　　　　　B. 先天性心脏病
    C. 巨大儿　　　　　　　　　　　　　D. 出生低体重
    E. 贫血患儿

19. 初乳中哪些营养素含量比成熟乳丰富_____。
    A. 蛋白质　　　　　　　　　　　　　B. 脂肪
    C. 长链多不饱和脂肪酸　　　　　　　D. 乳糖
    E. 乳铁蛋白

20. 下列关于牛乳与人乳的比较中，正确的是＿＿＿＿。
    A. 人乳蛋白质以乳清蛋白为主，牛奶蛋白质以酪蛋白为主
    B. 脂酶分解牛乳甘油三酯后，产生较多的棕榈酸，而人乳则较少
    C. 牛乳中的棕榈酸影响钙的吸收
    D. 人乳中钙的吸收率高
    E. 牛乳比人乳甜

21. 婴儿必需的而又容易缺乏的矿物质主要有＿＿＿＿。
    A. 钙   B. 铁
    C. 锌   D. 碘
    E. 铜

22. 母乳喂养的优越性体现在＿＿＿＿。
    A. 母乳中的营养成分全面   B. 有利于婴儿颌骨和牙齿的发育
    C. 降低感染性疾病的发病   D. 预防成年慢性病
    E. 有利于婴儿骨骼发育

23. 人乳中乳糖的作用有＿＿＿＿。
    A. 提供碳水化合物   B. 提供能量
    C. 调节肠道菌群   D. 促进维生素的吸收
    E. 促进钙的吸收

24. 婴儿配方奶粉以牛奶为基础，在脂肪方面的改变是＿＿＿＿。
    A. 脱去部分或全部奶油   B. 增加植物油
    C. 添加人造奶油   D. 调配 n－3 和 n－6 系列脂肪酸的比例
    E. 添加长链多不饱和脂肪酸

25. 添加婴儿辅助食品的科学依据有＿＿＿＿。
    A. 6 个月后，单纯母乳已不能满足婴儿生长的需要
    B. 学习吃食物，为断奶做准备
    C. 适应婴儿消化系统需要
    D. 培养良好的饮食习惯
    E. 适应婴儿心理发育需要

26. 下列哪些情形代表婴儿可以开始添加辅食＿＿＿＿。
    A. 婴儿体重达到出生时的 2 倍   B. 婴儿在吃完 250 mL 奶后不到 4 小时又饿
    C. 婴儿可以坐立起来   D. 婴儿在 24 小时内能够吃完 1 000 mL 奶
    E. 婴儿月龄大于 6 个月

27. 婴幼儿缺锌可能会出现_____现象。
    A. 生长发育迟缓　　　　　　　　　B. 呆小症
    C. 味觉减退、食欲不振　　　　　　D. 贫血
    E. 创伤愈合不良、免疫力低下

28. 给幼儿添加辅食，下列方法正确的是_____。
    A. 最先添加鱼泥，然后添加蛋黄
    B. 最先添加米糊，然后是麦粉糊
    C. 7～9个月开始，可以吃稀粥、烂饭和全蛋
    D. 一种食物适应后，再添加另一种食物
    E. 各月龄婴儿均需补充鱼肝油

29. 幼儿膳食制作原则包括_____。
    A. 鲜奶要充分反复加热，以保证安全　　B. 幼儿食物单独制作
    C. 具有较好的色、香、味和形　　　　　D. 避免吃捞米饭
    E. 蔬菜先切后洗

30. 关于幼儿的食物选择，下列说法正确的是_____。
    A. 适量饮用奶　　　　　　　　　B. 粮谷类逐渐成为营养素的主要来源
    C. 粮谷类食物为主　　　　　　　D. 食物加工应精细，以利于其消化吸收
    E. 进食适量动物性食品

31. 学龄前儿童缺铁性贫血发生的原因可能是_____。
    A. 生长发育快，铁需要量大　　　B. 内源性可利用的铁少
    C. 进食富含铁的食物较少　　　　D. 由于年龄小，吸收利用铁的能力差
    E. 意外伤害出血

32. 下列哪些措施可安全有效预防学龄前儿童维生素A缺乏_____。
    A. 每天进食新鲜水果　　　　　　B. 每天进食牛奶和鸡蛋
    C. 在医生指导下补充鱼肝油　　　D. 每天摄入一定量深绿色或红黄色蔬菜
    E. 每周进食1次动物肝脏

33. 学龄前儿童平衡膳食的基本原则有_____。
    A. 食物多样合理搭配　　　　　　B. 专门烹调易于消化
    C. 三餐两点　　　　　　　　　　D. 不偏食，不挑食，杜绝零食
    E. 口味清淡

34. 下列关于幼儿膳食营养监测说法正确的是_____。
    A. 详细登记所购食物的种类和数量　　B. 定期进行营养评估

C. 每学期进行一次称量法膳食调查　　D. 幼儿营养监测应有政府授权

E. 每日记录进餐人数

35. 幼儿食谱制定时_____。

　　A. 以三餐两点的就餐制度设计食谱　　B. 尽可能地选择营养价值高的食物

　　C. 以时令菜为主　　D. 合理搭配各种食物

　　E. 每周安排一次海产品

36. 下列关于学龄儿童营养需要的说法正确的是_____。

　　A. 能量需求大于能量消耗　　B. 碳水化合物是更容易利用的能源物质

　　C. 钙的适宜摄入量与成人相等　　D. 早餐食量相当于一天的三分之一

　　E. 此时碘缺乏易引起克汀病

37. 大豆及其制品是老年人的最佳食物选择，主要是因为_____。

　　A. 大豆蛋白属于优质蛋白　　B. 大豆中的植物化学物质可预防骨质疏松

　　C. 大豆及其制品有利于防治心血管疾病　　D. 大豆及其制品廉价

　　E. 大豆及其制品容易获取

38. 关于老年人蛋白质代谢，下列说法正确的是_____。

　　A. 蛋白质丢失增加　　B. 对必需氨基酸的吸收速度减慢

　　C. 蛋白质合成减少　　D. 必需氨基酸的种类较多

　　E. 易负氮平衡

39. 导致老人发生骨质疏松的因素包括_____。

　　A. 活化维生素 D 的功能下降　　B. 食量减少

　　C. 缺乏日照　　D. 体力活动减少

　　E. 饮食清淡

40. 下列哪些途径可预防骨质疏松发生_____。

　　A. 注意选择钙丰富的食物外，可选用钙补充剂

　　B. 参加户外活动，补充维生素 D

　　C. 适度体力活动

　　D. 适量食用大豆制品

　　E. 摒弃不良生活习惯

41. 与冠心病有关的营养因素包括_____。

　　A. 能量过剩　　B. 不饱和脂肪酸摄入过少

　　C. 饱和脂肪酸摄入过多　　D. 脂肪总量摄入过多

　　E. 膳食纤维摄入不足

42. 高血压、高血脂病的营养防治原则包括_____。

   A. 控制能量，控制体重　　　　　　B. 高纤维、高营养、低盐膳食

   C. 增加大豆类食品的摄入　　　　　D. 控制脂肪和奶类的摄入量

   E. 补充有关维生素，如叶酸、盐酸和维生素 C 等

43. 老年人膳食指南的内容包括_____。

   A. 控制能量，控制体重

   B. 饮食清淡多样，主食多粗粮，少盐

   C. 每天进食乳或乳制品，常食用大豆或其制品

   D. 动物性食物要适量，多吃蔬菜和水果

   E. 每天慢跑，锻炼心肺功能

44. 对老年人来说，可预防高同型半胱氨酸血症的营养素包括_____。

   A. 钙　　　　　　　　　　　　　　B. 铁

   C. 维生素 B_{12}　　　　　　　　　D. 叶酸

   E. 维生素 B_6

参考答案及说明

一、判断题

1. ×。妊娠期能量摄入量的增加从孕中期开始。

2. ×。虽然孕妇的能量摄入量增加，但增加的标准是以体重增长为依据，合理控制体重，不仅对胎儿，而且对孕妇本身的健康都有好处。因此，应选用营养素密度高而不是能量密度高的食物。

3. ×。胎儿肝脏发育尚未成熟，不能合成所需要的氨基酸，所以其需要的所有氨基酸均来源于母体，因此，对早期胎儿来说，所有氨基酸均为必需氨基酸。

4. √

5. √

6. ×。孕妇虽然对钙的需要量增加，但中国居民膳食指南建议在合理调整饮食后仍达不到推荐摄入量时，再考虑使用补充剂。

7. √

8. √

9. ×。乳母虽然能量需求增加，但仍然要平衡膳食，脂肪提供的能量依然在 20%～30% 之间，而不是单纯靠增加脂肪摄入量来增加能量。

10. ×。乳母采用高铁膳食主要是补充孕期和分娩时的铁丢失。

11. ×。膳食营养素中只有维生素 D 和铁不能通过乳腺进入乳汁，维生素 A 可以通过乳腺进入乳汁。

12. ×。产褥期饮食应在强调动物性食物的同时，适量摄入蔬菜水果以预防维生素 C 的缺乏。

13. √

14. ×。婴儿的能量消耗还包括排泄耗能，主要是婴儿消化功能尚未完全，不能将食物全部消化吸收。

15. √

16. ×。母乳中脂肪提供的能量占总能量的 45%～50%，而成人膳食脂肪提供的能量只有 20%～30%。

17. ×。婴儿膳食中，FAO/WHO 1994 年推荐亚油酸提供的能量不低于总能量的 3%，并未对其他长链多不饱和脂肪酸的量做出建议。

18. ×。母乳喂养婴儿碳水化合物的来源主要为乳糖，提供的能量占总能量的 37%。

19. √

20. ×。婴儿容易缺乏的矿物元素包括钙、铁、锌和碘等，其中钙为常量元素。

21. √

22. √

23. √

24. ×。母乳虽然营养成分丰富，对 6 个月以下婴儿而言，可基本满足需要；但随着婴儿的生长发育，需要添加辅助食物以促进婴儿健康。

25. ×。母乳中的脂肪种类和数量均比牛乳丰富。

26. √

27. √

28. ×。母乳中虽然存在大量的活性物质，但大量存在于初乳中，随后含量逐渐降低。

29. ×。婴儿最佳的天然食物和饮料均为母乳。

30. √

31. √

32. √

33. ×。要求优质蛋白占一半以上。

34. ×。精米精面在加工过程中损失了大量的营养素，但如果加工过粗，又有可能保留了较多的植酸、膳食纤维等影响矿物元素的吸收，因此幼儿谷类以标准米和标准面为宜。

35. √

36. ×。学龄前儿童已完成主要食物从奶类到谷类的过渡，因此其基本食物应该是谷类。

37. √

38. ×。学龄儿童能量及其他营养素需要量相对较大，而儿童胃容量小，正餐无法满足全部营养素的需要，因此有选择的零食是正餐外营养素的重要来源。但能量含量高的零食如油炸类、甜食的摄入过多可能造成儿童肥胖并影响正餐摄入，因此，对零食消费应加以正确引导，而不是杜绝。

39. √

40. √

41. ×。为防止负氮平衡，老年人应进食充足的蛋白质，但肉类因其脂肪含量高而不建议老年人过量食用，而大豆及其制品以蛋白丰富且含有其他有利于老年人健康的多种植物化学物质，成为老年人的最佳食物选择。

42. √

43. ×。老年人对失水和脱水迟钝，因此应由规律的每天每公斤体重饮用 30 mL 水，可以是白开水或淡茶。

44. ×。虽然脂肪含量高，但动物性食物依然是优质蛋白和多种营养素的重要来源，因此老年人应根据身体状况适当摄入。

45. √

46. √

47. √

48. ×。平衡膳食的概念并不是各种营养素质量相等，而是根据机体需要而定。对幼儿来说，适宜的蛋白质、脂肪、碳水化合物的重量比接近 1∶1∶4～1∶1∶5。

49. √

50. √

二、单项选择题

1. B 2. D 3. C 4. D 5. C 6. D 7. E 8. E 9. C 10. A 11. B 12. E 13. C
14. E 15. C 16. B 17. D 18. D 19. D 20. E 21. A 22. B 23. C 24. D 25. C
26. D 27. B 28. D 29. A 30. C 31. A 32. C 33. B 34. C 35. C 36. A 37. D
38. B 39. B 40. D 41. D 42. B 43. C 44. E 45. B 46. D 47. D 48. C 49. E
50. E 51. A 52. D 53. E 54. B 55. B 56. A 57. D 58. D 59. C 60. E 61. E
62. D 63. B 64. E 65. B 66. A 67. D 68. D 69. C 70. C

三、多项选择题

1. ABCD 2. ABCDE 3. BC 4. ABCDE 5. BC 6. ABD 7. ABCE 8. AD 9. ABD
10. ABDE 11. ABC 12. ACDE 13. AE 14. ABCE 15. BCDE 16. ABCDE
17. ABCDE 18. AD 19. ACE 20. ABCD 21. ABCD 22. ABCDE 23. ABCE
24. ABDE 25. ABCDE 26. ABCDE 27. ACDE 28. BCDE 29. BCD 30. ABCE
31. ABC 32. BCDE 33. ABCE 34. ABCE 35. ABCDE 36. ABCD 37. ABC 38. ACE
39. ABCD 40. ABCDE 41. ABCDE 42. ABCDE 43. ABCD 44. CDE

第五章　食物营养与食品加工基础

考 核 要 点

基础知识考核范围	考 核 要 点	重要程度
植物性食物的营养价值	1. 谷类的主要营养特点和利用	熟悉
	2. 豆类及其制品的主要营养特点和利用	掌握
	3. 蔬菜的分类和主要营养特点	掌握
	4. 水果的分类和主要营养特点	熟悉
动物性食物的营养价值	1. 畜禽肉的主要营养特点、合理应用	掌握
	2. 蛋类及其制品的主要营养特点	熟悉
	3. 水产类的主要营养成分、合理应用	熟悉
	4. 乳类及其制品主要营养特点	掌握
调味品和其他食品的营养价值	1. 调味品分类及特点	掌握
	2. 食用油脂的组成特点、营养价值和合理利用	掌握
	3. 酒的分类、营养及非营养成分	掌握
	4. 茶叶的分类、营养及非营养成分	掌握
营养强化与保健食品	1. 营养强化食品的概念、意义、要求	掌握
	2. 保健食品的概念和主要功能声称	熟悉
	3. 保健食品常用的功效成分	掌握
	4. 保健食品的管理和相关法规要求	熟悉
常见的食品保藏与加工技术	1. 食品保藏技术	熟悉
	2. 食品保鲜技术	熟悉
	3. 食品干燥技术	掌握
	4. 食品浓缩和膨化技术	熟悉
	5. 食品的微波加工	熟悉
	6. 生物加工技术	熟悉

重点复习提示

一、植物性食物的营养价值

1. 谷类食物的主要营养特点和利用

（1）营养特点

谷类蛋白质含量多在 7%～12%，小麦胚芽粉蛋白质含量最高，氨基酸组成中赖氨酸较低。脂肪含量多在 0.4%～7.2%，不饱和脂肪酸含量高（亚油酸高）。集中在胚乳中的碳水化合物含量丰富，一般在 70% 以上，主要以支链淀粉为主。

谷类中的维生素 B_1 和烟酸，是我国居民膳食中主要来源，其他有维生素 B_2、泛酸、维生素 B_6 等，谷胚中含维生素 E。玉米中烟酸以结合型存在，不易吸收，以玉米为主食的地区居民好发癞皮病。维生素主要分布在糊粉层和谷胚中，加工精度越细，损失越多。谷类含矿物质 1.5%～3%，主要分布在糊粉层和谷皮中，利用率低。

（2）合理利用

谷类加工精度越高，维生素、纤维素、矿物质损失越多；米的淘洗以少搓少洗为好，加碱、油炸导致损失较多；防霉防虫，合理储存；利用蛋白质互补作用，将谷类与豆类、动物性食物混合食用，提高谷类蛋白质的营养价值。

2. 豆类及其制品的主要营养特点和利用

（1）营养特点

豆类蛋白质含量较高，为 20%～36%，大豆最高，含 30% 以上蛋白质；豆类蛋白质属于完全蛋白，蛋氨酸含量偏低。

大豆脂肪含量最高，为 15% 以上，其他豆类较低；大豆脂肪含亚油酸、亚麻酸及磷脂，可作为动脉粥样硬化、高血压等患者的理想食物。

其他豆类淀粉含量较高；大豆碳水化合物含量中等。大豆低聚糖可引起胀气，也可促进肠道双歧杆菌的增殖，因此被称做双歧因子（其他低聚糖也用此称呼）。

与谷类相比，豆类胡萝卜素和维生素 E 含量较高；维生素 B_1 含量较低，烟酸含量相似；种皮色深的豆类胡萝卜素含量较高；干豆不含维生素 C，发芽后含量明显增高。豆类矿物质含量 2%～4%，与谷类相比，钙、钾、钠含量较高。

（2）合理利用

豆类经加工后能提高蛋白质的消化率，蛋白质消化率依次为豆腐＞豆浆＞整粒熟大豆；大豆含有抗胰蛋白酶因子，能抑制胰蛋白酶的消化作用，大豆及其制品应充分加热煮熟后才能食用；豆皮膳食纤维含量极高，可降低血清胆固醇，对冠心病、糖尿病、肠癌有一定的预防和辅助治疗作用，且可改善食品的松软性。

3. 蔬菜的分类和主要营养特点

（1）叶菜类

是胡萝卜素、维生素 B_2、维生素 C、矿物质和膳食纤维的良好来源。深色蔬菜维生素含量丰富，菜花、西兰花、芥蓝的维生素 C 含量较高；冬苋菜、紫色甘蓝的胡萝卜素含量较高；叶类蔬菜是我国居民维生素 B_2 的主要来源；矿物质含量丰富，如钾、钠、钙、镁、铁、锌、硒、铜、锰，是膳食矿物质的主要来源。

（2）根茎类

碳水化合物含量差异较大，有3%～20%不等，胡萝卜中胡萝卜素含量最高，硒的含量以大蒜、芋头、洋葱、马铃薯较高。

（3）瓜茄类

胡萝卜素含量以南瓜、番茄、辣椒为最高；维生素 C 以辣椒、苦瓜含量最高。番茄维生素 C 受有机酸保护，利用高，是人类维生素 C 的良好来源，辣椒还含有丰富的硒、锌和铁，营养价值较高。

（4）鲜豆类

蛋白质较其他类高，胡萝卜素较高，锌、铁、硒含量丰富。

（5）菌藻类

发菜、香菇、蘑菇蛋白质含量丰富；紫菜、蘑菇胡萝卜素较高，其他低；微量元素丰富，海带、紫菜含碘量高。

二、动物性食物的营养价值

1. 畜禽肉的主要营养特点、合理应用

蛋白质含量一般为 10%～20%，内脏蛋白质含量高、脂肪少。

畜肉中，猪肉脂肪含量最高，禽肉中火鸡、鹌鹑脂肪含量低；动物脂肪必需脂肪酸低于植物油脂，禽类脂肪营养价值高于动物脂肪。

碳水化合物主要以糖原形式存在于肌肉和肝脏，动物宰前疲劳，宰后放置时间过长，导致糖原下降，乳酸增多。

畜禽肉可提供多种维生素，主要以 B 族维生素和维生素 A 为主，内脏维生素含量高。

畜禽肉中的铁以血红素铁形式存在，消化利用率高。

畜禽肉蛋白质营养价值高，属于优质蛋白（动物蛋白一般均属于优质蛋白）；宜与谷类配合食用；畜禽肉脂肪、胆固醇含量高，内脏更高，膳食中比例不宜过多，但内脏维生素、矿物质含量丰富，宜适当食用。

2. 乳类及其制品的主要营养特点

（1）乳类

水分含量高。蛋白质含量牛乳 3%、羊乳含 1.5%、人乳含 1.3%，将牛乳蛋白分为酪蛋白（牛奶蛋白质 80%）和乳清蛋白（牛奶蛋白质 20%），酪蛋白含大量磷酸基，能与 Ca^{2+} 发生相互作用。乳类蛋白质为优质蛋白，容易消化吸收。脂肪中含磷脂，胆固醇含量不高。碳水化合物主要是乳糖，人乳最高、羊乳居中、牛奶最少。乳糖促进钙等矿物质吸收，为婴儿肠道内双歧杆菌的生长所必需，对幼小动物的发育很有意义，乳糖不耐受的人群体内乳糖酶活性过低。

牛乳中几乎含有所有种类的维生素，含量差异较大；牛乳中钙含量高，发酵乳中钙的利用率好，是膳食中最好的天然钙源。

（2）乳制品

炼乳为一种浓缩奶，分为甜炼乳和淡炼乳，淡炼乳适用于婴儿和鲜奶过敏者，甜炼乳含糖量高，不宜供婴儿食用。

奶粉分全脂奶粉、脱脂奶粉、调制奶粉等，一般全脂奶粉营养成分约为鲜奶的 8 倍左右；脱脂奶粉脂肪含量低，脂溶性维生素损失较多，一般供腹泻婴儿及需要低脂膳食的患者食用；调制奶粉又称"母乳化奶粉"，以牛奶为基础，减少了牛奶奶粉中酪蛋白、甘油三酯、钙、磷、钠的含量，添加了乳清蛋白、亚油酸和乳糖，强化了维生素 A、维生素 D、维生素 B_1、维生素 B_2、维生素 C、叶酸和微量元素铁、铜等。

酸奶是牛奶经乳酸菌发酵后的产物，乳酸菌进入肠道后，有利于调节肠道菌相，防止腐败胺类对人体的不良作用。

干酪蛋白质主要为酪蛋白，脂肪占干酪固形物的 45% 以上。

三、调味品和其他食品的营养价值

1. 调味品分类及特点

（1）酱油和酱类调味品

黄酱以大豆为原料，甜面酱以小麦为原料，酱类维生素 B_1 与原料相当，而维生素 B_2 含量在发酵后显著提高。酱油和酱类含有多种酯类、醛和有机酸，是其香气的主要来源。

（2）醋类

含有丰富的钙和铁。

（3）味精和鸡精

味精是谷氨酸单钠，鸡精含有味精、鲜味核苷酸等，核苷酸类容易被食品中的磷酸酯酶分解，应在菜肴加热完成后再加入。

（4）盐

指食盐，氯化钠，钠离子提供纯正的咸味，氯离子是助味剂，酸味可增加咸味，咸味和甜味可相互抵消。健康人群每天 6 g 食盐即可完全满足机体对钠的需要。

（5）糖和甜味剂

蔗糖提供甜味，调和百味，焦糖增色。

2. 食用油脂的组成特点、营养价值和合理利用

油脂是甘油和不同脂肪酸组成的酯。植物油含不饱和脂肪酸多，常温下呈液态，消化吸收率高；动物油以饱和脂肪酸为主，常温下呈固态，消化吸收率没有植物油高；植物油含有丰富的维生素 E，较动物油含量高，但含少量维生素 A。植物油不饱和脂肪酸含量较高，容易酸败，不宜长时间储存。

3. 酒的分类、营养及非营养成分

酒可按酿造方法分为酿造酒、蒸馏酒、配制酒；按照酒度可分为低度酒（乙醇含量＜20％V/V）、中度酒（20％～40％ V/V）、高度酒（＞40％ V/V）；按原料可分为黄酒、白酒和果酒；还可按总糖量和香型分类。

酒提供能量取决于所含乙醇的量，1 g 乙醇产生 7 kcal 能量。黄酒、葡萄酒、啤酒矿物质含量较多，钾含量丰富，啤酒维生素 B_1 含量较低，但维生素 B_2、烟酸含量丰富。

酒中的非营养成分包括有机酸、酯、醛、酮及酚类，直接或间接地赋予了酒的色泽、香型、风味、口感等品质特性，决定着酒的种类、档次和质量，影响着酒的营养作用、保健作用。

4. 茶叶的营养及非营养成分

茶叶中的营养物质包括蛋白质、脂类、碳水化合物、多种维生素和矿物质；非营养成分很多，包括多酚类、色素、茶氨酸、生物碱（咖啡碱含量最多）、芳香物质、皂苷等。

失眠的人睡前不宜饮茶，咖啡碱有兴奋作用；患溃疡病的人饮茶会使病情加重，因咖啡碱能够促进胃酸分泌；茶叶中的茶碱和鞣酸干扰铁、蛋白质等的吸收，缺铁性贫血的人尤其不宜饮用；夏天饮绿茶，清热去火降暑；秋冬季节饮红茶，以免胃寒腹胀。体型不同、寒热体质不同选择不同类型的茶。

四、营养强化与保健食品

1. 营养强化食品的概念、意义、要求

根据不同人群的营养需要，向食物中添加一种或多种营养素或某些天然食物成分的食品添加剂，用以提高食品营养价值的过程称为食品营养强化。营养强化剂属于公认的营养素，如维生素、矿物质、氨基酸等，目前我国批准的营养强化剂有100多种。

营养强化弥补天然食物的缺陷，补充食品在加工、储存及运输过程中营养素的损失，简化膳食处理、方便摄食，适应不同人群的需要，预防营养不良。

对食品强化的基本要求包括：有明确的针对性，符合营养学原理，符合国家的卫生标准，尽量减少食品营养强化剂的损失，保持食品原有的色、香、味等感官症状，经济合理、有利于推广。

2. 保健食品的概念和主要功能声称

保健食品是一类食品，能调节人体功能，适用于特定人群食用，但不以治疗疾病为目的。

目前中国食品药品管理局（SFDA）公布受理的保健食品按照功能可划分为27种。保健食品能增强生理功能、预防慢性疾病、增强机体对外界有害因素的抵抗能力。除了这些调节生理功能的保健食品以外，还有一类专门用于补充微量营养素（维生素和矿物质）的保健食品，即营养素补充剂。

比较常见的10种保健食品功能声称为：改善生长发育、增强免疫力、抗氧化、辅助改善记忆、辅助降血糖、辅助降血脂、辅助降血压、改善胃肠功能、减肥、增加骨密度。

3. 保健食品常用的功效成分

（1）蛋白质和氨基酸类，如超氧化物歧化酶、大豆多肽、牛磺酸等。

（2）具有保健功能的碳水化合物，如膳食纤维、低聚糖、植物多糖和动物多糖等。

（3）功能性脂类，如磷脂、功能性脂肪酸、植物甾醇、二十八烷醇、角鲨烯等。

（4）具有保健功能的微量营养素，如硒、维生素E、钙、锌等。

（5）功能性植物化学物，多酚类、萜类、含有机硫化合物等。

（6）益生菌，如双歧杆菌、乳杆菌、益生链球菌等。

五、常见的食品保藏与加工技术

1. 食品保藏技术

（1）化学保藏

指食品生产、储藏过程中利用腌渍、烟熏等化学方法抑制和阻止微生物生长，防止由于微生物等不利因素引起食品变质的食品保藏方法。

腌渍保藏包括盐渍和糖渍，高浓度的食盐或食糖渗入食品组织内，降低食品水分活性，提高其渗透压，借以有选择地控制微生物的生长和发酵活动，防止食品的腐败变质，延长储藏期。

盐渍分为干腌和湿腌，湿腌能保证原料组织中盐分布均匀，但制品色泽和风味不及干腌法，容易造成原料养分流失、食品水分含量增高，不利于储藏；干腌用盐量少，利于储藏，养分流出少，但不易导致食品内部盐分分布均匀，形成的卤水不能将食品完全淹没，容易引起油烧，蔬菜易引起发酵。

糖渍：浓度为1%～10%的糖溶液一般不对微生物的生长起抑制作用，50%的糖溶液可阻止大多数酵母菌的生长，65%的糖溶液可抑制细菌的生长，而80%的糖溶液才可抑制真菌的生长。

烟熏保藏由于是烟熏和加热同时进行，加热到40℃以上可杀死部分细菌，且在食品表面形成一层变性蛋白质薄膜，既可防止食品内部水分蒸发以及风味物质的散失，又可避免微生物对食品内部的污染，达到双重效果。烟熏有冷熏法、热熏法、液熏法。

（2）物理保藏

通过控制环境温度、气体或利用电磁波等物理手段来实现食品的安全和长期保藏。

冷冻保藏是最普遍的保藏方法。分为冷却保藏（0～10℃），主要用于新鲜水果的储藏；冻结保藏（冻结时-23℃，储藏时-18℃），缓冻冷藏冻结速度慢，形成大的冰晶，损坏食品的细胞结构，因此缓冻食品低于速冻食品。

辐照保藏主要用^{60}Co等产生的γ射线及电子加速器产生的电子束，杀灭微生物，抑制发芽（土豆、洋葱等）、延缓生长和成熟（蘑菇及水果）。辐照处理引起食物的一系列变化：辐照后降解生成氨基酸，相当于对蛋白质进行了预消化，使蛋白质的吸收利用率增加；食品中的饱和脂肪稳定，含不饱和脂肪酸的脂肪容易发生氧化、降解和聚合，影响消化速度；食品中碳水化合物可能因辐照而发生水解及淀粉氧化、降解。

2. 食品保鲜技术

（1）化学保鲜技术

食品防腐剂是指能防止由微生物引起的腐败变质、延长保质期的食品保鲜剂。常见的有苯甲酸及其盐类、山梨酸及其盐类、丙酸及其盐类，酸性条件下才有效，称为酸型防腐剂。

食品的抗氧化剂是指能防止或延缓食品氧化，提高食品的稳定性和延长储存期的食品添加剂。其中脂溶性抗氧化剂主要用于防止油脂的氧化酸败及油烧现象，常见有丁基茴香醚、二丁基羟基甲苯等；水溶性抗氧化剂主要用于防止食品的氧化变色，常见有抗坏血酸类及茶多酚类，茶多酚的抗氧化活力比维生素E、维生素C、BHA强几倍，抗油脂和含有食品氧化，且可抑菌、防止食品退色、保护维生素。

（2）涂膜保鲜技术

在果实表面涂上一层高分子液态膜，隔绝果实的呼吸作用，减少营养物质的消耗，改善了果实的硬度和新鲜饱满程度，减少病原菌的侵染而造成的腐烂。主要方法有浸染法、喷涂法和刷涂法。常用的果蔬涂膜保鲜剂有果蜡、可食用膜、纤维素膜。

3. 食品干燥技术

（1）普通干燥

湿物料受热干燥，开始表面干燥，逐渐形成从物料内部到表面的湿度梯度，推动水分逐渐向表面迁移，同时使物料内外存在温度梯度，可使物料内部的水分发生传递，称为湿热导，方向从高温向低温进行。干燥分为常压干燥和真空干燥，根据物料加热的方式不同，可分为对流干燥、辐射干燥、接触干燥。

（2）冷冻干燥

冷冻干燥的方法和过程：物料中水分的预冻结、冻结物料进行升华干燥、物料加热升温，加热不超过 40℃。

（3）喷雾干燥

是以单一工序将溶液、乳浊液、悬浊液或糊状物料加工成粉状、颗粒状干制品的干燥方法。

我国常用的喷雾干燥雾化形式：气流式喷嘴雾化，压力式喷嘴雾化，旋转式雾化。

4. 食品浓缩和膨化技术

（1）食品浓缩

分为蒸发浓缩和冷冻浓缩：蒸发浓缩利用溶质和溶剂之间的挥发性差异，促使溶剂汽化。冷冻浓缩，采用低温手段，促使一部分溶剂以冰的形式析出，而后将结晶分离。

（2）食品的膨化

膨化食品的营养成分损失少，并有利于消化吸收。膨化后的淀粉长时间放置也不发生老化现象。

食品品质改善而易于储存：使食品结构松软，且增加了松脆、体轻、香味浓郁的独特风味，且食品经过高温高压，既可杀灭微生物，又能钝化酶的活性。

5. 食品的微波加工

（1）食品的微波加热技术

原理：食品放在磁场中，水分子发生高速运动，微波能转变为热能，导致物料在短时间内升温；另一方面，引起食物中蛋白质变性。

特点：加热速度快；低温灭菌，保持营养（通过热效应及非热效应共同灭菌，营养素流失少，有利于维生素 C、氨基酸的保持）；加热均匀性好；加热易于瞬时控制；节能高效，热效率高。

（2）食品的微波干燥技术

微波干燥的特点：由内向外干燥；后期脱水干燥（适用于低含水量物料的干燥）。

技术及应用：技术是以微波加热为方式的真空干燥，特别适用于热敏性物料，可用于浓缩果汁及蔬菜、水果的低温干燥，保存蔬菜水果的色泽、风味和维生素成分。

辅导练习题

一、判断题（下列判断正确的请在括号内打"√"，错误的请在括号内打"×"）

1. 谷类蛋白质氨基酸组成中蛋氨酸含量相对较低。（   ）
2. 玉米中碳水化合物含量高于大米。（   ）
3. 谷类是中国居民膳食中维生素 B_1 的主要来源。（   ）
4. 人体对谷类中矿物质的利用率高。（   ）
5. "八五粉"与"八一粉"相比，丢失了很多维生素、纤维素和矿物质。（   ）
6. 谷类食物蛋白质中赖氨酸普遍较低，宜与含赖氨酸多的豆类和动物性食物混合食用，这是利用蛋白质互补作用。（   ）
7. 谷类的维生素主要存在胚乳中。（   ）
8. 杂豆蛋白质含量高于大豆。（   ）
9. 由于大豆富含饱和脂肪酸，所以是高血压、动脉粥样硬化等疾病患者的理想食物。（   ）
10. 与谷类相比，豆类维生素 E 含量较高。（   ）
11. 我国居民膳食中维生素 B_2 的主要来源是豆类。（   ）
12. 辣椒维生素 C 含量较高，还含有丰富的硒、铁、锌。（   ）
13. 蘑菇、香菇、银耳中含有皂苷类物质，具有提高人体免疫功能和抗肿瘤的作用。（   ）
14. 水果中维生素 B_1、维生素 B_2 含量较高。（   ）
15. 栗子、莲子属于油脂类坚果。（   ）
16. 畜肉中，猪肉的脂肪含量最高，羊肉次之，牛肉最低。（   ）
17. 畜肉中维生素 E 含量比坚果高。（   ）
18. 蛋类属于含铁丰富的食品。（   ）
19. 生蛋清可以直接食用。（   ）
20. 鱼类比贝类中牛磺酸含量高。（   ）
21. 贝类的主要呈味物质为琥珀酸及其钠盐。（   ）
22. 调制奶粉主要是增加了牛乳粉中的酪蛋白、钙含量。（   ）
23. 干酪中的蛋白质大部分为清蛋白。（   ）
24. 鲜牛奶经日光照射 1 min，其中的 B 族维生素很快消失。（   ）

25. 酱油和酱的维生素 B_1 含量与原料相似，但维生素 B_6 含量显著升高。（ ）
26. 味精在以谷氨酸单钠形式存在时鲜味最强，而二钠盐形式则完全失去鲜味。（ ）
27. 咸味和酸味可以互相抵消。（ ）
28. 啤酒中维生素 B_2、烟酸含量丰富。（ ）
29. 红茶属于半发酵茶。（ ）
30. 保健食品就是普通食品。（ ）
31. 具有抗氧化功能的营养素包括维生素 C、维生素 E、茶多酚、大豆异黄酮。（ ）
32. 双歧杆菌具有辅助降血压的保健功能。（ ）
33. 亚慢性毒性试验包括 30 天喂养试验和传统致畸试验。（ ）
34. 腌渍保藏属于物理保藏。（ ）
35. 缓冻食品的质量高于速冻食品。（ ）
36. 茶多酚属于水溶性抗氧化剂。（ ）
37. 喷雾干燥是对固体物料进行的干燥。（ ）
38. 微波灭菌与常规加热灭菌相比，有利于维生素 C、氨基酸的保留。（ ）
39. 膨化工艺淀粉糊化后长时间放置也会发生老化现象（回生）。（ ）
40. 低糖牛奶是将奶中的乳糖用乳糖酶分解，制成低乳糖牛奶。（ ）

二、**单项选择题**（下列每题有多个选项，其中只有 1 个是正确的，请将其代号填写在横线空白处）

1. 不同种类的食物混合食用，可提高膳食中_____。
   A. 蛋白质含量   B. 蛋白质消化率
   C. 必需氨基酸含量   D. 蛋白质利用率

2. 绿色、橙黄色蔬菜等较浅色蔬菜富含_____。
   A. 碳水化合物   B. 胡萝卜素
   C. 蛋白质   D. 纤维素

3. 下列动物性食品中脂肪含量最高的是_____。
   A. 猪肉   B. 牛肉
   C. 鸡   D. 鱼

4. 膳食中碱性物质主要来源于_____。
   A. 蔬菜   B. 米饭
   C. 面粉   D. 肉类

5. 不能使用食品添加剂_____。
   A. 改善食品品质   B. 防止食品腐败变质

C. 改善食品感官性状　　　　　　　D. 掩盖食品腐败变质

6. 低温保藏食品的原理主要是低温可以_____。
   A. 抑制食品中微生物生长繁殖　　B. 杀灭食品中大部分细菌
   C. 降低食品中水分含量　　　　　D. 破坏食品中的酶

7. 某些鱼类中含丰富的 DHA 和 EPA，有降低血脂的作用，这两种脂肪酸是_____。
   A. 饱和脂肪酸　　　　　　　　　B. 单不饱和脂肪酸
   C. 多不饱和脂肪酸　　　　　　　D. 必需脂肪酸
   E. 短链脂肪酸

8. 膳食中优质蛋白质主要来自动物性食品和_____。
   A. 大米　　　　　　　　　　　　B. 玉米
   C. 大豆及豆制品　　　　　　　　D. 面粉

9. 高压灭菌方法主要用于_____。
   A. 果汁　　　　　　　　　　　　B. 鲜奶
   C. 饮料　　　　　　　　　　　　D. 罐头食品

10. 谷类中的碳水化合物主要是_____。
    A. 葡萄糖　　　　　　　　　　　B. 纤维素
    C. 淀粉　　　　　　　　　　　　D. 果糖

11. 在面粉中强化哪一种氨基酸可明显提高蛋白质的营养价值_____。
    A. 亮氨酸　　　　　　　　　　　B. 赖氨酸
    C. 苏氨酸　　　　　　　　　　　D. 组氨酸

12. 下列不属于食品防腐剂的是_____。
    A. 苯甲酸　　　　　　　　　　　B. 山梨酸
    C. 二氧化硫　　　　　　　　　　D. 木糖醇

13. 下列属于富钙的食物是_____。
    A. 畜肉类　　　　　　　　　　　B. 蛋类
    C. 奶类　　　　　　　　　　　　D. 大米

14. 下列有关谷类的描述错误的是_____。
    A. 谷类蛋白中缺乏亮氨酸、异亮氨酸　B. 维生素大部分集中在胚芽和糊粉层中
    C. 过分加工使维生素、脂肪丢失严重　D. 谷类不是铁的良好来源

15. 两名青年男子，食用大量鲨鱼肝后，相继出现疲乏、食欲下降、腹痛、腹泻、肝脏肿大、皮肤瘙痒、毛发脱落、骨关节疼痛，哪种中毒可能性最大_____。
    A. 维生素 A　　　　　　　　　　B. 维生素 B_1

C. 维生素 C D. 维生素 D

16. 女，28岁，患缺铁性贫血。膳食中应注意选择含铁丰富且吸收率高的食物尤其是_____。

    A. 猪肝、瘦肉 B. 牛奶、鸡蛋
    C. 大豆及豆制品 D. 蔬菜、水果

17. 女，40岁，喝牛奶后常出现腹痛、腹泻等症状，可建议其食用_____。

    A. 脱脂奶 B. 炼乳
    C. 奶粉 D. 酸奶

18. 某人食用刚从送奶站送来的当日消毒牛奶后，发生腹痛、胀气、腹泻。经检查排除了微生物引起的可能性。此人在此前饮用牛奶后，也曾出现类似的情况。其最可能的原因应是该人体内缺乏_____。

    A. 蛋白酶 B. 乳糖酶
    C. 蔗糖酶 D. 果糖酶

19. 人体能量的主要食物来源是_____。

    A. 谷类 B. 肉类
    C. 蛋类 D. 奶类

20. 生物学价值最高的蛋白质存在于下列哪类食物中_____。

    A. 谷类 B. 肉类
    C. 蛋类 D. 奶类

21. 钙的最好食物来源是_____。

    A. 谷类 B. 肉类
    C. 蛋类 D. 奶类

22. 高压灭菌法主要用于_____。

    A. 鲜奶 B. 果汁
    C. 肉类罐头食品 D. 葡萄酒

23. 巴氏消毒法不适合用于_____。

    A. 鲜奶 B. 果汁
    C. 肉类罐头食品 D. 葡萄酒

24. 丁基羟基茴香醚属于_____。

    A. 着色剂 B. 防腐剂
    C. 抗氧化剂 D. 发色剂

25. 茶多酚属于_____。

A. 着色剂 B. 酸味剂
C. 抗氧化剂 D. 发色剂

26. 亚硝酸钠属于_____。
    A. 着色剂 B. 防腐剂
    C. 抗氧化剂 D. 发色剂

27. 维生素A在下列食物中含量最丰富的是_____。
    A. 豆制品 B. 蔬菜
    C. 牛奶 D. 猪肝

28. 下列哪一种食品添加剂通过与肉制品中肌红蛋白发生化学反应使肉制品呈鲜红色_____。
    A. 红曲米 B. 苋菜红
    C. 亚硫酸钠 D. 亚硝酸钠

29. 下列食物中相对含钙高且吸收好的食物是_____。
    A. 禽肉 B. 菠菜、苋菜等
    C. 蛋类 D. 乳类

30. 和肉类相比较，鱼类中_____。
    A. 脂肪含量较高，且多为饱和脂肪酸 B. 脂肪含量较低，且多为饱和脂肪酸
    C. 脂肪含量较高，且多为不饱和脂肪酸 D. 脂肪含量较低，且多为不饱和脂肪酸

31. 有助于预防缺铁性贫血的食物是_____。
    A. 牛奶 B. 鸡蛋
    C. 精粉 D. 动物内脏

32. 大豆中能影响锌、钙、镁、铁被吸收利用的物质是_____。
    A. 水苏糖 B. 棉籽糖
    C. 植酸 D. 硫代葡萄糖苷

33. 下列哪一项不是豆类的抗营养因素_____。
    A. 蛋白酶抑制剂 B. 抗生物素
    C. 植酸 D. β-硫代葡萄糖苷

34. 牛奶与蛋类比较，含量差别最大的营养素是_____。
    A. 脂肪 B. 蛋白质
    C. 矿物质 D. 乳糖

35. 水果中有机酸的作用不包括_____。
    A. 刺激消化液分泌 B. 促进钙的吸收

C. 保护维生素 C 的稳定性 D. 抑制膳食纤维作用

36. 含维生素 A 原相对较高的食物是_____。
   A. 菠菜 B. 卷心菜
   C. 豌豆 D. 土豆

37. 谷类主要提供的维生素是_____。
   A. 维生素 A B. 维生素 D
   C. 维生素 E D. 维生素 B_1

38. 以下说法中不正确的是_____。
   A. 大豆富含蛋白质 B. 大豆富含不饱和脂肪酸
   C. 大豆富含磷脂 D. 大豆蛋白质是最好的优质蛋白质

39. 蔬菜不正确的烹调加工方法是_____。
   A. 先泡后洗 B. 先洗后切
   C. 现切现炒 D. 急火快炒

40. 动物肌肉内碳水化合物的存在形式为_____。
   A. 葡萄糖 B. 乳糖
   C. 半乳糖 D. 糖原

41. 牛奶中碳水化合物的存在形式为_____。
   A. 葡萄糖 B. 糖原
   C. 乳糖 D. 半乳糖

42. 某食品工厂在生产腌鱼过程中,添加了少量的亚硫酸钠以起到漂白和防腐的作用。对此种做法的卫生评价是_____。
   A. 正确
   B. 不正确,亚硫酸钠会使腌鱼退色
   C. 不正确,亚硫酸钠会破坏维生素及矿物质
   D. 不正确,亚硫酸钠的残留气味会掩盖腌鱼的腐败味

43. 为改善缺铁性贫血,对食品进行铁的强化,最适合作为载体的为_____。
   A. 果冻 B. 冰激凌
   C. 早餐饼 D. 酱油

44. 鲜奶消毒常采用_____。
   A. 腌渍保藏 B. 高温杀菌法
   C. 巴氏消毒法 D. 熏制法

45. 罐头食品保藏应采用_____。

A. 腌渍保藏 B. 高温杀菌法
C. 巴氏消毒法 D. 熏制法

46. 抑制土豆发芽采用_____。
    A. 腌渍保藏 B. 高温杀菌法
    C. 熏制法 D. 辐射保藏法

47. 同时富含维生素 B_2 和维生素 A 的食品是_____。
    A. 牛奶 B. 豆腐
    C. 虾皮 D. 动物肝脏

48. 制作香肠时，常在加入亚硝酸盐的同时加入维生素 C，亚硝酸盐是作为_____。
    A. 着色剂 B. 抑菌及发色剂
    C. 漂白剂 D. 抗氧化剂

49. 制作香肠时，常在加入亚硝酸盐的同时加入维生素 C，维生素 C 是作为_____。
    A. 增加香味 B. 防止蛋白质腐败
    C. 保持水分 D. 阻断亚硝胺合成

三、**多项选择题**（下列每题中的多个选项中，至少有 2 个是正确的，请将正确答案的代号填在横线空白处）

1. 下列可提供优质蛋白的食物包括_____。
   A. 牛肉 B. 豆腐
   C. 鸡蛋 D. 番茄

2. 谷类加工越细，哪些营养素损失得较多_____。
   A. 维生素 B_1 B. 膳食纤维
   C. 维生素 E D. 淀粉

3. 与谷类相比，豆类的哪些营养素含量较高_____。
   A. 烟酸 B. 胡萝卜素
   C. 维生素 C D. 维生素 E

4. 晒干的冬菇微量元素含量丰富，下列哪些矿物质含量是大米的 2 倍以上_____。
   A. 铜 B. 铁
   C. 锌 D. 硒

5. 属于油脂类的坚果包括_____。
   A. 榛子 B. 腰果
   C. 杏仁 D. 葵花籽

6. 下列食物中哪些食物 ω－3 多不饱和脂肪酸（也称 n－3 多不饱和脂肪酸）含量高

_____。

  A. 三文鱼   B. 沙丁鱼

  C. 菠菜   D. 猪肉

7. 含牛磺酸≥500 mg/100 g 可食部的食物是_____。

  A. 海螺   B. 毛蚶

  C. 杂色蛤   D. 鲫鱼

8. 下列豆制品中，含量比原料中维生素 B_2 较高的是_____。

  A. 豆豉   B. 水豆腐

  C. 黄酱   D. 豆芽

9. 下列油脂中，因其饱和脂肪含量高应该少吃的是_____。

  A. 大豆油   B. 花生油

  C. 牛油   D. 猪油

10. 下列茶叶，加工过程中有发酵工艺的是_____。

  A. 绿茶   B. 红茶

  C. 乌龙茶   D. 白茶

11. 可做营养强化剂的是_____。

  A. 维生素 B_1 B. 赖氨酸

  C. 茶多酚   D. 铁

12. 可作为保健食品常用功效成分的是_____。

  A. 功能性脂类成分   B. 具有保健功能的微量营养素

  C. 食品防腐剂   D. 益生菌

13. 亚慢性毒性试验包括_____。

  A. 90 天喂养试验   B. 繁殖试验

  C. 传统致畸试验   D. 代谢试验

14. 下列保藏方式属于物理保藏的是_____。

  A. 冷冻保藏   B. 冻结保藏

  C. 辐照保藏   D. 盐渍保藏

15. 下列属于微波加热的特点有_____。

  A. 加热速度快   B. 低温灭菌，保持营养

  C. 通过水分升华作用干燥   D. 加热均匀性好

16. 属于食品的生物加工技术的有_____。

  A. 发酵工程   B. 酶工程

C. 膨化技术　　　　　　　　　D. 微波技术

17. 大豆中的非营养因子包括_____。
    A. 蛋白酶抑制剂　　　　　　B. 植酸
    C. 植物红细胞凝血素　　　　D. 皂甙类
    E. 异黄酮类

18. 下面食品中含有的蛋白质，属于优质蛋白质的有_____。
    A. 鸡蛋　　　　　　　　　　B. 稻米
    C. 鸡肉　　　　　　　　　　D. 牛肉
    E. 大豆

19. 大豆中的胀气因子包括_____。
    A. 棉子糖　　　　　　　　　B. 阿拉伯糖
    C. 水苏糖　　　　　　　　　D. 半乳聚糖
    E. 蔗糖

20. 下列物质可以来源于大豆的有_____。
    A. 大豆蛋白　　　　　　　　B. 乳清蛋白
    C. 维生素 E　　　　　　　　D. 分离乳清蛋白质
    E. 植物甾醇

21. 蔬菜水果中富含下列哪些成分_____。
    A. 碳水化合物　　　　　　　B. 蛋白质
    C. 有机酸　　　　　　　　　D. 芳香物质
    E. 矿物质

22. 禽肉的营养特点有_____。
    A. 脂肪含量少　　　　　　　B. 脂肪熔点低
    C. 含氮浸出物少　　　　　　D. 蛋白质的氨基酸组成接近人体需要
    E. 易消化吸收

23. 肉类食品在冷冻储藏中可发生哪些变化_____。
    A. 变色　　　　　　　　　　B. 蛋白质变性
    C. 自溶　　　　　　　　　　D. 脂肪氧化
    E. 后熟

24. 谷类中含量较高的蛋白质为_____。
    A. 谷蛋白　　　　　　　　　B. 球蛋白
    C. 白蛋白　　　　　　　　　D. 醇溶蛋白

E. 酪蛋白

25. 位于谷粒一端的胚芽，含有丰富的_____。
    A. 蛋白质　　　　　　　　　B. 脂类
    C. 矿物质　　　　　　　　　D. 维生素
    E. 能量

26. _____不能很好地保存鱼肉中的营养成分。
    A. 红烧　　　　　　　　　　B. 煎
    C. 清蒸　　　　　　　　　　D. 烤
    E. 炖

27. 深绿色叶菜富含_____。
    A. 碳水化合物　　　　　　　B. 胡萝卜素
    C. 维生素C　　　　　　　　 D. 蛋白质
    E. 叶酸

28. 谷类中的B族维生素主要集中在_____。
    A. 谷皮　　　　　　　　　　B. 糊粉层
    C. 谷胚　　　　　　　　　　D. 胚
    E. 细胞

29. 豆类的营养特点包括_____。
    A. 蛋白质含量较高　　　　　B. 脂肪含量中等
    C. 碳水化合物多为不消化成分　　D. 丰富的B族维生素
    E. 膳食纤维丰富

30. _____为膳食中铁的良好来源。
    A. 动物肝脏　　　　　　　　B. 蛋黄
    C. 动物血　　　　　　　　　D. 菠菜
    E. 鸡肉

31. 人体可从谷物食物中摄取大量的_____。
    A. 淀粉　　　　　　　　　　B. 脂肪
    C. B族维生素　　　　　　　 D. 钙
    E. 能量

32. _____为能量最经济的来源。
    A. 肉类　　　　　　　　　　B. 薯类
    C. 粮谷类　　　　　　　　　D. 奶类

E. 水

33. 大蒜内含的大蒜素，是有效的杀菌物质，对_____的细菌有很好的杀灭或抑制作用。
    A. 血液中 B. 呼吸道内
    C. 皮肤上 D. 肠道内
    E. 口腔

34. 在某些菜肴的烹饪中加醋，可起到_____的作用。
    A. 保护维生素 B. 防止蛋白质变性
    C. 促进钙吸收 D. 防止脂肪氧化
    E. 减少钠使用

35. 合理的食品强化方式包括_____。
    A. 精白米面中添加 B 族维生素 B. 饮料中添加必需氨基酸
    C. 面包中添加赖氨酸 D. 牛奶中添加维生素 B_2
    E. 淀粉中添加铁

36. 对于鸡蛋中铁的叙述正确的是_____。
    A. 含量较高 B. 营养价值很低
    C. 人体吸收率较高 D. 主要存在于蛋清中
    E. 蛋黄中的铁与磷蛋白结合

37. 对肉、鱼类蛋白质叙述正确的是_____。
    A. 蛋白质含量 10%～20% B. 生物学价值高
    C. 含人体需要的各类必需氨基酸 D. 构成模式与合成人体蛋白质的模式相近
    E. 肌肉蛋白质主要是胶原蛋白和黏蛋白

38. 烹饪后的叶菜放置过久，则会发生_____。
    A. 氧化反应 B. 咸度增加
    C. 亚硝酸盐增加 D. 水分减少
    E. 色泽变暗

39. 食品营养价值的评定指标包括_____。
    A. 营养素的种类 B. 营养素的含量
    C. 营养素的消化率 D. 营养素的利用率
    E. 食品的合理烹调

40. 含碳水化合物丰富的食物是_____。
    A. 谷类 B. 薯类

C. 根茎类蔬菜 D. 叶类蔬菜

E. 豆类

41. 豆类是我国人民膳食中蛋白质的良好食物来源，其原因是_____。

    A. 蛋白质含量高 B. 赖氨酸含量高

    C. 无机盐和维生素 B 族含量高 D. 必需氨基酸的比值优于肉、蛋类

    E. 蛋氨酸含量高

42. 一般来说，植物油脂比动物油脂好，原因为_____。

    A. 植物油脂可促进脂溶性维生素的吸收

    B. 多吃不致引起肥胖

    C. 植物油含多不饱和脂肪酸比动物油高

    D. 植物油供给的热能比动物油高

    E. 植物油的消化率比动物油高

43. 动物性食物包括肉类、蛋类和乳类等，主要为人体提供_____。

    A. 蛋白质 B. 脂类

    C. 矿物质 D. 脂溶性维生素

    E. 碳水化合物

44. 常用化学保藏方法有_____。

    A. 盐渍 B. 糖渍

    C. 冷熏法 D. 热熏法

    E. 液熏法

45. 常用物理保藏方法有_____。

    A. 冷却保藏 B. 冻结保藏

    C. 辐照保藏 D. 高压保藏

    E. 液熏法

46. 常用化学保鲜技术有_____。

    A. 食品防腐剂 B. 食品抗氧化剂

    C. 果蜡涂膜 D. 食用膜

    E. 纤维素膜

47. 常见的干燥技术有_____。

    A. 对流干燥 B. 辐射干燥

    C. 接触干燥 D. 冷冻干燥

    E. 喷雾干燥

48. 冷冻干燥过程包括下列哪些阶段_____。

    A. 物料中水分的预冻结 B. 物料对流干燥

    C. 物料蒸发浓缩 D. 物料升华干燥

    E. 物料加热升温

49. 微波加热的特点为_____。

    A. 加热快 B. 低温灭菌保持营养

    C. 加热均匀性好 D. 加热易于瞬时控制

    E. 节能高效

50. 膨化食品的优点是_____。

    A. 营养成分损失小 B. 利于消化吸收

    C. 品质改善 D. 易于储存

    E. 工艺简单成本低

参考答案及说明

一、选择题

1. ×。谷类蛋白质氨基酸组成中赖氨酸含量较低。

2. ×。大米的碳水化合物高于玉米。

3. √

4. ×

5. ×

6. √

7. ×。谷类的维生素主要存在于糊粉层中。

8. ×。大豆蛋白质含量高于杂豆。

9. √

10. √

11. ×。我国居民膳食中维生素 B_2 主要来源于叶类蔬菜。

12. √

13. ×。蘑菇、香菇、银耳中含有多糖类物质，非皂苷类成分。

14. ×。水果中维生素 B_1、维生素 B_2 都不高。

15. ×。栗子、莲子属于淀粉类坚果。

16. √

17. ×。坚果的维生素 E 比畜肉高。

18. ×。因为蛋黄中含有卵黄高磷蛋白，干扰铁吸收，因此，蛋类属于贫铁食品。

19. ×。生蛋清含有生物素酶和抗胰蛋白酶，不宜直接食用。

20. ×。贝类牛磺酸含量高于鱼类。

21. √

22. ×。调制奶粉需要降低牛乳粉中酪蛋白、钙含量。

23. ×。干酪中的蛋白质大部分为酪蛋白。

24. √

25. ×。酱油和酱与原料相比，维生素 B_2 显著升高。

26. √

27. ×。咸味和甜味可以互相抵消。

28. √

29. ×。红茶属于发酵茶，乌龙茶属于半发酵茶。

30. ×。保健食品不同于普通食品，只能特定人群食用。

31. ×。茶多酚、大豆异黄酮不是营养素。

32. ×。双歧杆菌主要功能为改善胃肠道。

33. ×。遗传毒性试验包括 30 天喂养试验，传统致畸试验。

34. ×。腌渍保藏属于化学保藏。

35. ×。速冻食品质量高于缓冻食品。

36. √

37. ×。喷雾干燥是对液体或糊状物的干燥。

38. √

39. ×。膨化技术不易导致淀粉老化。

40. √

二、单项选择题

1. D 2. B 3. D 4. A 5. D 6. A 7. C 8. C 9. D 10. C 11. B 12. D 13. C
14. A 15. A 16. A 17. D 18. B 19. A 20. C 21. C 22. C 23. C 24. C 25. C
26. D 27. D 28. D 29. D 30. D 31. D 32. C 33. D 34. D 35. D 36. A 37. D
38. D 39. A 40. D 41. C 42. D 43. D 44. C 45. B 46. D 47. D 48. B 49. D

三、多项选择题

1. ABC 2. ABC 3. BD 4. BCD 5. ABCD 6. AB 7. ABC 8. AC 9. CD 10. BC
11. ABD 12. ABD 13. ABD 14. ABC 15. ABD 16. AB 17. ABCDE 18. ACDE

19. AC 20. ACE 21. ACDE 22. ABDE 23. ABD 24. AD 25. ABCD 26. BD 27. BCE
28. BC 29. ABCDE 30. AC 31. AC 32. BC 33. BCDE 34. ACE 35. AC 36. AE
37. ABCDE 38. ABDE 39. ABCD 40. ABC 41. ABC 42. CE 43. ABCD 44. ABCDE
45. ABCD 46. ABCDE 47. ABC 48. ADE 49. ABCDE 50. ABCDE

第六章 食品卫生基础

考 核 要 点

基础知识考核范围	考核要点	重要程度
食品污染及其预防	1. 食品污染概念、原因、分类	熟悉
	2. 食品的腐败变质及其防治	掌握
	3. 细菌性污染及其防治	掌握
	4. 霉菌与霉菌毒素污染及其防治	掌握
	5. 农药污染及其防治	掌握
	6. 有毒金属污染及其防治	掌握
	7. N－亚硝基化合物污染及其防治	掌握
	8. 多环芳烃类化合物污染及其防治	掌握
	9. 食品物理性污染及其防治	掌握
各类食品的卫生要求	1. 粮豆类卫生问题和卫生要求	熟悉
	2. 蔬菜和水果卫生问题和卫生要求	掌握
	3. 畜禽肉、水产品、蛋类、奶及奶制品、冷饮食品、罐头食品主要卫生问题和卫生要求	掌握
食物中毒及其预防和管理	1. 食物中毒的概念、特点及分类	掌握
	2. 细菌性食物中毒	掌握
	3. 沙门菌食物中毒发病特点、中毒表现、预防措施	掌握
	4. 葡萄球菌肠毒素食物中毒发病特点、表现、预防	掌握
	5. 肉毒梭菌毒素食物中毒发病特点、中毒表现、预防	掌握
	6. $O_{157}：H_7$ 大肠杆菌食物中毒发病特点、中毒表现、预防	熟悉
	7. 其他细菌性食物中毒	熟悉
	8. 有毒动植物中毒	掌握
	9. 河豚鱼中毒毒性物质、中毒表现、预防	掌握
	10. 鱼类引起的组胺中毒表现、预防	掌握
	11. 毒蕈中毒类型、表现、预防	熟悉
	12. 化学性食物中毒	掌握
	13. 真菌毒素和霉变食物中毒	掌握
	14. 食物中毒的调查与处理	掌握

重点复习提示

一、食品污染及其预防

1. 食品污染概念、原因、分类

食品污染是指食品被外来的、有害人体健康的物质污染。

(1) 食品污染的原因

1) 人类的生产或生活导致环境污染，各种有害污染物被动物或植物吸收、富集、转移，造成食物或食品的污染。

2) 食物在生产、种植、包装、运输、储存、销售和加工烹调过程中造成的污染。

(2) 食品污染的分类

食品污染分为生物性污染、化学性污染、物理性污染。

2. 食品的腐败变质及其防治

食品的腐败变质是指食品在一定的环境因素影响下，由微生物的作用而引起的食品成分及感官性状的改变，并失去食用价值的一种变化。

(1) 腐败变质的原因

食品本身组成和性质，如动植物食品本身中含有的各种酶类、新鲜肉和鱼的后熟、粮食蔬菜水果的呼吸作用等；环境因素主要有温度、湿度、紫外线和氧等；微生物的作用，如细菌、酵母、霉菌及酶。

(2) 食品腐败变质的化学过程与鉴定指标

包括食品中蛋白质的分解、食品中脂肪的酸败、食品中碳水化合物的分解。

(3) 食品腐败变质的卫生学意义

食品腐败变质时，首先使感官性状发生改变，如刺激气味、异常颜色、酸臭味以及组织溃烂、黏液污染等。其次食品成分分解，营养价值严重降低，不仅蛋白质、脂肪、碳水化合物，而且维生素、无机盐等也有大量破坏和流失。再者，腐败变质的食品一般都有微生物的严重污染，菌相复杂和菌量增多，因而增加了致病菌和产毒霉菌存在的机会，极易造成肠源性疾病和食物中毒。至于食品腐败后的分解产物，对人体的直接毒害尚不够明确，但有关不良反应与中毒的报告却越来越多。

(4) 食品腐败变质的控制措施

低温、高温灭菌防腐（了解巴氏消毒法）、脱水和干燥、提高渗透压（腌渍）、提高氢离子浓度添加化学防腐剂、辐照。

3. 细菌性污染及其防治

（1）常见的细菌性污染的菌属及其危害

致病菌（引起人畜共患传染病）；条件致病菌（通常不致病，一定特殊条件下引起食物中毒）；非致病菌（引起食物的腐败变质）。

（2）细菌性污染防治要点

加强食品污染的宣传教育，在食品生产、加工、储存、销售及食用前各环节保持卫生，防止细菌对食品的污染；合理储藏食品，抑制细菌生长繁殖；采用合理的烹调方法，彻底杀灭细菌；细菌学检测（常监测指标：菌落总数、大肠菌群、致病菌）。

4. 霉菌与霉菌毒素污染及其防治

（1）黄曲霉毒素（Aflatoxin，AF）

毒性最强的是 AFB_1、其次 AFG_1、AFM_1，粮油中 AFB_1 最常见，作为污染指标，黄曲霉毒素不溶于水、耐热、加氢氧化钠易水解破坏，易污染食品包括玉米、花生、大米、小麦、面粉较轻，豆类几乎不受污染。

1) 黄曲霉毒素属剧毒物质，毒性是氰化钾的 10 倍，可引起急性中毒，主要为肝脏毒，慢性中毒为生长障碍、肝脏亚急性或慢性损伤；致癌性：黄曲霉毒素诱发肝癌的能力比二甲基亚硝胺大 75 倍。

2) 防治要点：防霉（防植株倒伏、控制粮食安全水分是防霉的关键）；去毒（挑选霉粒、研磨加工、加碱破坏、吸附去毒）；加强检测、制定食物中黄曲霉毒素 B_1 的允许量标准。

（2）单端孢霉烯族化合物

某些镰刀菌种产生的生物活性和化学结构相似的有毒代谢产物，耐热、难溶于水、烹调不易破坏，有较强的细胞毒性、免疫抑制作用及致畸作用，部分有弱的致癌作用。

1) 主要毒素。T－2 毒素（引起食物中毒性白细胞缺乏症）；脱氧雪腐镰刀菌烯醇（DON，也叫致呕毒素，是赤霉病麦中毒的主要病原物质）。

2) 防治措施。同黄曲霉毒素（去毒方法：病麦制成油煎薄饼，温度高可略微减少毒素的量；病麦发酵制醋或酱油，可较好地去除毒素）。

5. 农药污染及其防治

（1）农药残留

施用农药后，在食品表面或食品内部残存的农药及其代谢产物、降解物或衍生物，统称为农药残留。

（2）农药污染途径

直接污染：污染的程度与农药的性质、剂型、施用方法、浓度和时间有关，气象因素、农作物的品种也有一定影响。

间接污染：农药污染环境导致食品二次污染。

（3）农药残留及其毒性

1) 有机氯农药。主要有六六六和 DDT 等，环境中稳定，不易降解，脂溶性强，主要蓄积在脂肪组织，属于中等毒或低毒，可生物蓄积，三致毒性。

2) 有机磷农药。主要为急性中毒，破坏体内的胆碱酯酶。

3) 拟除虫菊酯类。用做杀虫剂和杀螨剂，高效、低毒、低残留、用量少。

防治措施：发展高效、低毒、低残留农药；合理使用农药；加强对农药生产经营的管理；制定各种食品 DDT 和六六六残留量标准和限制在食品中的残留量。

6. 有毒金属污染及其防治

（1）污染途径

工业三废；食品加工过程污染；农药和食品添加剂污染（有机汞、有机砷等农药或含重金属杂质农药、含有金属杂质的食品添加剂）；某些地区自然环境中有毒元素苯的含量高。

（2）汞、镉、铅、砷对食品的污染及危害

1) 汞。水产品中的汞主要以甲基汞形式存在；而植物性食品中的汞则以无机汞为主。汞的存在形式不同，毒性不同，无机汞化合物多引起急性中毒，有机汞多引起慢性中毒。甲基汞主要与体内的含巯基的酶结合，破坏细胞的代谢和功能。

2) 镉。进入人体的镉以消化道摄入为主，低蛋白、低钙、低铁的膳食有利于镉的吸收，维生素 D 也可促进镉的吸收，吸收的镉一部分与红细胞结合，一部分与血浆蛋白结合，结合的镉主要分布在肾与肝，镉能选择性地蓄积在肾近曲小管处，肾脏是慢性镉中毒的靶器官，镉在体内的半衰期为 15～30 年；镉对体内巯基酶具有较强的抑制作用，长期摄入镉后可引起镉中毒，主要损害肾脏、骨骼和消化系统，导致骨质疏松症，称"骨痛病"（痛痛病），摄入过多的镉还可引起高血压、动脉粥样硬化、贫血等，摄入锌过多，能抵抗镉的毒性作用。

3) 铅。据国外报道，每天进入人体的铅来自食物的大约有 400 μg，估计目前人体内铅的总量是古代人的 100 倍。进入消化道的铅有 5%～10% 被吸收，吸收主要部位是十二指肠，吸收率受食物中的蛋白质、钙、植酸等的影响，体内铅主要经肾和肠道排出。铅在体内的半衰期较长，可长期在体内蓄积，铅的毒性作用主要损害神经系统、造血系统和肾脏。食物铅污染所致的食物中毒主要是慢性损害作用，表现为贫血、神经炎、神经衰弱和消化系统症状，严重者可导致铅中毒性脑病，儿童摄入过量铅可影响其生长发育，导致智力低下。

4）砷。食品中的砷分无机砷和有机砷两类，一般情况下，三价砷的毒性大于五价砷，无机砷的毒性大于有机砷。砷化物是一种原浆毒，对体内蛋白质有很强的亲和力，砷经消化道进入人体后可与多种含巯基的酶结合，使之失去活性，抑制细胞的正常代谢，引发一系列症状。长期摄入砷化合物可引起慢性中毒，表现为腹泻、食欲减退、消瘦等，皮肤科出现色素沉着，手掌和足底过度角化。无机砷化合物可以致突变、致癌（皮肤癌、肺癌）。

防治措施：消除污染源；制定各类食品中有毒金属元素的最高允许限量标准，加强监督和检测；严格管理，防治误食、误用、投毒或人为污染食品。

7. N—亚硝基化合物污染及其防治

（1）食品的污染来源

施用硝酸盐化肥可使蔬菜中含有较高的硝酸盐；蔬菜腌渍，时间、盐分不够，腐败菌作用促使硝酸盐还原为亚硝酸盐；烹调、烟熏和制罐过程中仲胺含量增高，霉变可使仲胺含量增加数十倍至数百倍；肉、鱼类食品加工时，常用硝酸盐作为发色剂和防腐剂。体内、体外均可合成亚硝胺，发酵、熏制食品均含有一定量的N—亚硝基化合物。

（2）对人体的危害

致癌、致畸、致突变。我国河南林县食管癌高发，与亚硝胺检出率较高有关。

（3）防治措施

制定食品中硝酸盐、亚硝酸盐使用量及残留量标准；防治微生物污染及食物霉变；阻断亚硝胺的合成（维生素C、维生素E、维生素A、大蒜及大蒜素、茶叶、猕猴桃、沙棘果汁）；农田施用钼肥。

8. 多环芳烃类化合物污染及其防治

（1）食品污染来源

熏烤食品污染、油墨污染、沥青污染、石蜡油污染、环境污染。

（2）对人体的危害

通过食物或者饮水进入人体后，在肠道吸收，入血后很快分布在全身，乳腺和脂肪组织可蓄积，遗传毒性、致癌、致突变。

（3）防治措施

减少污染（改进食品的烤熏工艺，使用纯净的食品用石蜡做包装材料、加强环境监测，减少多环芳烃对环境和食品的污染）；限制食品中B（a）P的含量。

9. 食品物理性污染及其防治

（1）食品的杂物污染及其防治

污染途径：生产时污染；食品储存过程中的污染；食品运输过程的污染；意外污染；掺杂使假。

防治措施：加强食品生产、储存、运输、销售过程的监督管理，把住产品质量关，执行良好的生产规范；通过采用先进的加工设备和检验设备，如筛选、磁选、风选去石等措施去除杂物；制定食品卫生标准，严格限量；坚持不懈地打击掺杂使假行为。

(2) 食品的放射性污染及其防治

食品中放射性核素及污染来源：^{14}C、^{3}H、^{35}S、铀系等放射性核素。

来源：大气核爆炸试验、核废物排放不当、意外事故泄露。

危害：对人体健康危害较大的放射性核素有^{90}Sr、^{137}Cs和^{131}I等。

防治：加强卫生防护和食品卫生监督；严格执行国家卫生标准；妥善保管食品。

二、各类食品的卫生要求

1. 粮豆类卫生问题和卫生要求

(1) 主要卫生问题

1) 霉菌和霉菌毒素的污染。在农田生产期、收获及储藏过程污染，常见的霉菌包括曲霉、青霉、毛霉、根霉和镰刀菌等。

2) 农药残留。粮豆中农药残留可来自防治病虫害和除草时直接施用的农药和通过水、空气、土壤等途径将环境中污染的农药吸收，进入粮豆作物中。

3) 有毒有害物质的污染。汞、镉、铅、砷、铬、酚和氰化物的污染。

4) 仓储害虫、杂物及掺伪（掩盖霉变、增白、掺杂掺假或以低质量食物冒充高质量食物）。

(2) 卫生要求

豆制品营养成分好，含水量高，易被微生物污染，特别是保存方式不当，使豆制品变酸变质，豆制品最好冷藏，用小包装，添加剂需按规定使用。

2. 蔬菜和水果卫生问题和卫生要求

(1) 卫生问题

微生物和寄生虫卵的污染；工业废水和生活污水的污染；农药残留；腐败变质和亚硝酸盐的含量。

正常生长情况下，蔬菜水果中亚硝酸盐含量很少，但干旱、收获后不恰当的环境存放或腌制时，硝酸盐和亚硝酸盐的量有所增加。减少蔬菜水果中硝酸盐和亚硝酸盐含量的方法主要是合理的田间管理和低温储藏，另外，不要食用未腌透的咸菜。

(2) 卫生要求

贵在保鲜，如采用低温储藏，控制其生命活力，以防止腐败变质；蔬菜水果需要清洗消毒。

3. 畜禽肉、水产品、蛋类、奶及奶制品、冷饮食品、罐头食品主要卫生问题和卫生要求

（1）畜禽肉

主要卫生问题：腐败变质、人畜共患传染病、死畜肉、药物残留、食用违禁饲料添加剂。

卫生要求：对畜禽肉的感官、理化指标制定卫生标准。

（2）水产品

主要卫生问题：腐败变质、寄生虫病、食物中毒、工业废水污染。

卫生要求：卫生标准，水产品管理办法中对供食用的水产品还有特殊规定。

（3）蛋类

主要卫生问题：微生物污染（水禽蛋必须煮沸 10 min 以上方可食用；散黄蛋、浑汤蛋、黑斑蛋）；化学性污染、其他卫生问题。

卫生要求：蛋壳清洁完整，灯光透视时，整个蛋呈橘黄色至橙红色，蛋黄不见或略见阴影。打开后蛋黄凸起、完整、有韧性，蛋白澄清、透明、稀稠分明、无异味。

（4）奶及奶制品

主要卫生问题：奶中存在微生物；致病菌对奶的污染（挤奶前后污染）；有毒有害物质残留（抗生素、饲料中霉菌的有毒代谢产物）；掺伪。

卫生要求：要求消毒奶脂肪≥3.1%，蛋白质≥2.9%，非脂固体≥8.1%，杂质度≤2 mg/kg，酸度≤18.0。

（5）冷饮食品

主要卫生问题：冷饮食品的主要卫生问题是微生物和有害化学物质污染。

卫生要求：一是要管好原料；二是要管好生产过程；三是管好销售网点；四是严格执行产品检验制度。产品应该具有该物质的纯净色泽、滋味，不得有异味、异臭和外来杂物。

（6）罐头食品

主要卫生问题：罐头食品所使用的容器常用的有马口铁罐皮及玻璃罐头两种。马口铁罐头内壁常用化学性质不活泼的锡层作为保护层，但罐头内壁的锡层仍会受内容物的腐蚀而发生缓慢溶解。大量的溶出锡会引起中毒。玻璃罐头缺点是易碎，导热性和稳定性较差，内容物易变色、褪色，在杀菌和冷却过程中容易破裂。罐头食品储存后还可能出现"胖听"情况。

卫生要求：罐皮材料应在化学上比较稳定，不与食品起任何化学反应，不使食品感官性质发生改变。罐皮材料不应含有对人体有毒的物质。罐头底盖之间有一层橡皮圈，使密封更好，但橡胶必须是食品工业用胶并不与产品发生作用。每批罐头食品出厂前先经保温试验，后通过敲击和观察，将"胖听"、漏听及有鼓音的罐头剔除。

三、食物中毒及其预防和管理

1. 食物中毒的概念、特点和分类

食物中毒指摄入了含有生物性或化学性有毒有害物质的食物，或把有毒有害物质当做食物摄入后出现的非传染性疾病。食物中毒既不包括暴饮暴食引起的胃肠炎、寄生虫病以及经饮食肠道传染性疾病，也不包括以慢性毒害为主要特征的疾病。

食物中毒特点：发病呈暴发性，潜伏期短、来势急剧；中毒病人有相似的临床表现，常出现消化道症状；发病与食物有关；对健康人不具传染性。

食物中毒分为：细菌性食物中毒、有毒动植物中毒、化学性食物中毒、真菌和霉变食物中毒。

2. 细菌性食物中毒

细菌性食物中毒分为感染型、毒素型和混合型三类。

发生的基本条件包括：细菌污染食物（食品腐败变质、交叉污染、从业人员带菌、食品储存、运输过程等的污染）；在适宜条件（温度、湿度、pH、营养条件）下，细菌大量繁殖；进食前加热不充分，未能杀灭细菌，破坏其毒素。

细菌性食物中毒的食物主要为动物性食品，一般病程短、恢复快、愈后良好。

3. 沙门菌食物中毒

食物中毒全年都可发生，但主要在夏秋季，5—10月，7—9月最多。中毒食品主要为动物性食品，如熟肉、冷荤。

中毒临床分为5种类型，即胃肠炎型、类霍乱型、类伤寒型、类感冒型、败血症型。潜伏期一般12~36 h，初期表现为头痛、恶心、食欲不振，以后出现呕吐、腹泻、腹痛、发热，重者引起痉挛、脱水、休克等，主要为水样便，少数带有黏液或血。

预防措施：防止污染、高温杀灭细菌、控制细菌繁殖（低温储藏、避光、隔氧）。

4. 葡萄球菌肠毒素食物中毒

金黄色葡萄球菌致病力最强，此菌耐热性不强。葡萄球菌产生肠毒素，食物中的肠毒素耐热性强。

发病特点：主在夏秋季；食品主要是乳类及其制品、蛋糕、奶油蛋糕、凉拌菜等。

中毒表现：潜伏期短，一般2~3 h，多在4 h内。典型的胃肠炎症状，表现为恶心，剧烈而频繁地呕吐（严重者可呈喷射状，吐物中常有胆汁、黏液和血），腹痛、腹泻（水样便），病程短，很少死亡，年龄越小对葡萄球菌肠毒素越敏感，因此儿童发病较多。

预防：防止污染（化脓性感染）、防止肠毒素的形成（低温、通风条件良好可防止葡萄球菌生长繁殖）。

5. 肉毒梭菌毒素食物中毒

肉毒梭菌是一种革兰阳性厌氧菌，具有芽孢，食物中毒是肉毒梭菌产生的外毒素所致，引起人类中毒的肉毒梭菌有 A、B、E、F 四型。该类毒素是一种强烈的神经毒素，毒性比氰化钾强 1 万倍。肉毒梭菌芽孢耐高温，干热 180℃，5～15 min 方能杀死芽孢。

发病特点：四季都可发病，冬春季多发；中毒食品主要为家庭自制的发酵豆、谷类制品（如面酱、臭豆腐），其次是罐头食品。

表现：潜伏期数小时到数天不等，主要表现为运动神经麻痹症状，如头晕、无力、视物模糊、眼睑下垂、复视、咀嚼无力、吞咽困难、头颈无力等，病死率高。

预防：不吃生酱及可疑含毒食品；自制发酵面酱，原料要新鲜，腌前充分冷却，提高发酵温度、经常日晒，使氧气供应充足；可疑食品进行彻底加热。

6. 河豚鱼中毒

毒性物质：河豚毒素，一种神经毒，对热稳定，220℃以上才被分解。卵巢和肝脏毒性最强，其次为肾脏、血液、眼睛、鳃和皮肤，鱼死后较久时，河豚毒素可渗入肌肉。每年 2—5 月是河豚产卵期，毒性最强，中毒主要发生在春季。

中毒表现：发病急，潜伏期 0.5～3 h，一般 10～45 min。先感觉手指、口唇、舌尖麻木或有刺痛感，然后出现恶心、呕吐、腹痛、腹泻等胃肠道症状，并有四肢无力、肢端麻痹，进而四肢麻痹，甚至全身麻痹成瘫痪状。严重者瞳孔散大，血压和体温下降，呼吸先迟缓，继而呼吸困难，甚至呼吸衰竭而死亡。

预防：捕捞时必须将河豚鱼剔除；水产部门必须严格执行《水产品卫生管理办法》；加强宣传教育。

7. 鱼类引起的组胺中毒

中毒表现：发病快、症状轻、恢复迅速，发病率可达 50% 左右，主要症状有脸红、头晕、头痛、心慌、脉快、胸闷和呼吸急促等，部分病人出现眼结膜充血、瞳孔散大、视物模糊、脸发胀、唇水肿、恶心、呕吐、腹痛、荨麻疹、全身潮红、血压下降等。

预防：不吃腐败变质的鱼，特别是青皮红肉的鱼类，选购鲜鱼注意其鲜度。

8. 化学性食物中毒

（1）亚硝酸盐食物中毒

引起高铁血红蛋白血症，也称肠源性青紫症。

亚硝酸盐的来源：新鲜的叶菜类放置过久，煮熟后常温存放过久，亚硝酸盐明显增高；

刚腌不久的蔬菜（暴腌菜）含有大量亚硝酸盐，一般于腌后20天降至最低；苦井水做饭；食物蔬菜过多时，特别儿童胃肠功能紊乱者，导致大量亚硝酸盐进入血液引起食物中毒；腌肉制品加入过量硝酸盐或亚硝酸盐；误将亚硝酸盐当做食盐应用。

中毒表现：潜伏期以误食亚硝酸盐时间最短，症状多与呼吸抑制有关。

急救处理：催吐、洗胃、导泻以消除毒物，应用亚甲蓝（美蓝）、维生素C等解毒剂；临床上将美蓝、维生素C和葡萄糖三者合用，效果较好，以及对症治疗。

（2）砷化物中毒

主要为砒霜中毒，中毒表现为潜伏期十几分钟至数小时，中毒后患者口腔和咽喉部有烧灼感、口渴及吞咽困难，口中有金属味，常表现为剧烈恶心、呕吐（血液或胆汁）、腹绞痛、腹泻（水样或米汤样，有时混有血），由于剧烈吐泻而脱水，血压下降，严重者引起休克、昏迷和惊厥，并可发生中毒性心肌病和急性肾功能衰竭，若抢救不及时，中毒者常因呼吸循环衰竭，于1～2日内死亡。

急救治疗：应催吐，彻底洗胃以排除毒物；应用特效解毒剂：巯基类药物如二巯基丙醇，病情严重特别是伴有肾功能衰竭者应用血液透析，以及对症治疗。

9. 真菌毒素和霉变食物中毒

（1）赤霉病麦中毒

镰刀菌属的禾谷镰刀菌引起小麦、大麦、玉米发生赤霉病，中毒成分为赤霉病麦毒素，对热稳定，一般烹调加热不会破坏。

中毒表现：潜伏期10 min～5 h，症状多为头昏、恶心、胃部不适、烧灼感、呕吐、乏力、少数有腹痛、腹泻、颜面潮红。重者出现呼吸、脉搏、血压不稳、四肢酸软、步态不稳似醉酒。

（2）霉变甘蔗中毒

引起中毒的毒性成分是3-硝基丙酸，是由引起甘蔗霉变的节菱孢霉产生的神经毒素，主要损害中枢神经。

中毒表现：潜伏期15～30 min，最长可达48 h。潜伏期越短，症状越严重。初期有头晕、头痛、恶心、呕吐、腹痛、腹泻，部分病人有复视或幻视。重者很快出现抽搐、四肢强直或屈曲，手呈鸡爪状，大小便失禁，牙关紧闭，面部发绀。严重者很快进入昏迷状态，体温升高，而死于呼吸衰竭。幸存者常因中枢神经损害导致终生残疾。

预防：甘蔗成熟后收割，不成熟的甘蔗防霉变，防伤、防冻。

10. 食物中毒的调查与处理

（1）调查步骤和内容

前往现场、抢救、收集吐泻物、对进餐者逐个进行询问调查。

调查对象不限于已明确的中毒患者。应询问每一个进餐者；明确有无涉及刑事犯罪，每个调查者有自己写的或签字的询问笔录；调查中可以继续补充采集样品；对可能导致食物中毒的食品，对其原料来源、加工过程、储存条件等进行调查，必要时追踪至食品的供应点或者生产场所。

应重点查清的问题：疑似食物中毒事件应查明是否能够认为一起食物中毒；更应查明引发食物中毒的主要致病责任；查明剩余食物中的致病因子；未查到绝对致病菌的情况下，特别重视吐泻物同一菌株大量检出的结果，特别是患者的双份血清（一份发病初期，一份发病后2周左右），做血清凝集反应，判断凝集价升高与否有助于确立食物中毒的细菌类型；对怀疑厌氧菌食物中毒，需进行厌氧菌培养。

（2）食物中毒的处理

食物中毒的调查资料，必须及时地整理出调查报告，避免资料散在于参加者之手，注意调查报告的书写相关要求；责任追究，须有现场调查笔录，必须有相关人员签名；卫生部门除了追究责任以外，要重视卫生宣传与指导工作；对食物中毒的调查资料整理、分析和总结，进行必要的报告和登记。

辅导练习题

一、判断题（下列判断正确的请在括号内打"√"，错误的请在括号内打"×"）

1. 生物性污染指的是微生物污染。（   ）
2. 紫外线可以促进油脂的氧化分解。（   ）
3. 挥发性碱基总氮是检测食品中蛋白质含量的一种方法。（   ）
4. 控制食品腐败变质的最佳方法是高温。（   ）
5. 冷冻干燥后食品加水复原可恢复到原有的形状与结构。（   ）
6. 巴氏消毒法加热温度超过100℃。（   ）
7. 对马铃薯进行辐照保藏可以抑制其发芽。（   ）
8. 盐腌时，食盐浓度为8%～10%，可以杀灭绝大多数微生物。（   ）
9. 葡萄球菌属于致病菌。（   ）
10. 冷冻食品也可采用大肠菌群作为食物是否被人或温血动物粪便污染的指示菌。（   ）
11. 黄曲霉毒素属于肾脏毒。（   ）
12. 黄曲霉毒素分型中毒性最强的是 AFB_1。（   ）
13. 易于被黄曲霉毒素污染的食品有鲜肉、禽蛋。（   ）

14. 黄曲霉毒素引起的慢性中毒主要为生长障碍、肝脏亚急性或慢性损伤。（ ）
15. 一般粮食颗粒含水分在13%以下，玉米在12.5%以下，花生在8%以下，霉菌不易生长繁殖。（ ）
16. 可引起食物中毒性白细胞缺乏症的病原物质是展青霉素。（ ）
17. 赤霉病麦中毒的主要病原物质是脱氧雪腐镰刀菌烯醇。（ ）
18. 生物富集作用以水生生物最明显。（ ）
19. 有机磷农药对人的危害主要是引起慢性中毒。（ ）
20. 长期镉摄入后引起镉中毒，导致"水俣病"。（ ）
21. 碱性条件有利于N—亚硝基化合物的合成。（ ）
22. 明火熏烤食品易产生B（a）P。（ ）
23. 200℃油炸食品时，杂环胺主要在油炸的后期形成。（ ）
24. 食品中的二噁英主要来自环境污染，尤其是经过食物链的富集作用，可在动物性食品中达到较高的浓度。（ ）
25. 聚氯乙烯不能用做食品保鲜膜，是因为其本身有毒。（ ）
26. 食品的物理性污染指的就是放射性污染。（ ）
27. 粮库温度在18～21℃、相对湿度在65%以上时，适于虫卵孵化及害虫繁殖。（ ）
28. 发现炭疽后，必须在8h内立即采取措施，进行隔离消毒。（ ）
29. 牛奶掺入青霉素是为了防腐。（ ）
30. 暴饮暴食引起的肠胃炎也属于食物中毒的一种。（ ）
31. 细菌性食物中毒都发生在7—9月。（ ）
32. 副溶血弧菌食物中毒主要食品包括海产品和盐腌食品。（ ）
33. 肉毒梭菌毒素引起的食物中毒主要为胃肠炎症状，病死率低。（ ）
34. $O_{157}:H_7$大肠杆菌食物中毒可引起血性腹泻。（ ）
35. 河豚鱼中毒的毒素是河豚毒素，是血液毒。（ ）
36. 白毒伞蘑菇引起的中毒属于溶血型。（ ）
37. 苦杏仁引起的食物中毒毒性物质为苦杏仁苷。（ ）
38. 暴腌菜可以食用。（ ）
39. 鲜黄花菜的毒性物质为类秋水仙碱。（ ）
40. 砒霜引起的食物中毒可采用特效解毒剂巯基类药物急救。（ ）
41. 赤霉病麦中毒症状中、重者形似醉酒。（ ）
42. 霉变甘蔗毒性成分为3—硝基丙酸。（ ）

43. 调查食物中毒时,只要调查明确的中毒患者即可。 ( )
44. 食物中毒调查步骤应先调查、后抢救。 ( )

二、单项选择题(下列每题有 4 个选项,其中只有 1 个是正确的,请将其代号填写在横线空白处)

1. 下列动物性食品中脂肪含量最高的是_____。
   A. 猪肉 B. 鱼
   C. 鸡 D. 鸭

2. 屠宰后的肉品经"后熟产酸"处理可杀死_____。
   A. 炭疽杆菌 B. 鼻疽杆菌
   C. 口蹄疫病毒 D. 布氏杆菌

3. 防止油脂酸败不可采取的措施为_____。
   A. 控制油脂水分含量 B. 低温储存
   C. 采用密封、不透光的容器 D. 加入防腐剂

4. 预防四季豆中毒的措施是_____。
   A. 烹调前用水浸泡并洗净 B. 烹调时要烧熟煮透
   C. 烹调时加醋 D. 熟食要冷藏

5. 长期饮用劣质白酒可引起视力减退甚至失明,其原因与酒中下列有毒物质含量较高有关_____。
   A. 甲醇 B. 杂醇油
   C. 醛类 D. 氢氰酸

6. 引起食品腐败的主要原因是_____。
   A. 水分 B. 微生物
   C. 紫外线 D. 氧

7. 黄曲霉毒素急性中毒时主要损伤的器官是_____。
   A. 心 B. 肝
   C. 脾 D. 肾

8. 食用油脂中可能存在的有害物质不包括_____。
   A. 黄曲霉毒素 B. 多环芳烃
   C. 高温加热形成的多聚体 D. 杂醇油

9. 可产生氢氰酸的制酒原料是_____。
   A. 大米 B. 高粱
   C. 玉米 D. 木薯

10. 交叉污染是引起细菌性食物中毒的常见原因，通常是指_____。

   A. 食品从业人员带菌，造成对食品的污染

   B. 生、熟食品及加工用具、容器未严格分开，造成熟食污染

   C. 屠宰过程中造成的肉类食品污染

   D. 餐具未严格消毒造成的食品污染

11. 夏、秋季节海产鱼、虾中检出率较高的致病菌是_____。

   A. 沙门菌属　　　　　　　　B. 副溶血性弧菌

   C. 葡萄球菌　　　　　　　　D. 肉毒梭菌

12. 下列不属于人畜共患传染病的是_____。

   A. 炭疽　　　　　　　　　　B. 布氏杆菌病

   C. 口蹄疫　　　　　　　　　D. 囊虫病

13. 下列不是细菌性食物中毒特点的是_____。

   A. 多发于每年5—10月　　　B. 发病急、发病与进食有关

   C. 病死率低　　　　　　　　D. 可相互传染

14. 下列不属于影响食品腐败变质条件的是_____。

   A. 蛋白质含量　　　　　　　B. B族维生素

   C. 水分含量　　　　　　　　D. pH高低

15. 黄曲霉毒素的特点是_____。

   A. 主要污染干燥、冷藏食品　B. 在酸性环境中易破坏

   C. 属于肝脏毒　　　　　　　D. 不耐热

16. 在一批霉变的食品中检出大量硝酸盐和仲胺，它们在适宜的条件下可形成_____。

   A. 腐胺　　　　　　　　　　B. 亚硝胺

   C. 甲胺　　　　　　　　　　D. 组胺

17. 对某饭店进行食品卫生检查，下列哪一项不符合卫生要求_____。

   A. 动物性食品和蔬菜分池清洗

   B. 盛放生、熟食品的容器分开并有明显标记

   C. 冰箱内熟食品放上层，生食品放下层

   D. 冰箱内有私人药品，但分开存放

18. 对市场出售的一批鲜猪肉进行鉴定，判定其是否腐败变质敏感的指标是_____。

   A. 感观检验　　　　　　　　B. 挥发性盐基氮

   C. 过氧化物值　　　　　　　D. 菌落总数

19. 某地区种植的蔬菜中硝酸盐和亚硝酸盐的含量较高，为降低其含量可使用_____。
    A. 氮肥　　　　　　　　　　　B. 磷肥
    C. 钾肥　　　　　　　　　　　D. 钼肥

20. 在某工地食堂用餐过后半小时左右，有多名工人口唇、指甲和全身皮肤出现紫绀，并有精神委靡、头晕、头痛、乏力、心跳加速，有的并有恶心、呕吐、腹胀，烦躁不安，呼吸困难。其最大可能是_____。
    A. 河豚鱼中毒　　　　　　　　B. 四季豆中毒
    C. 亚硝酸盐中毒　　　　　　　D. 沙门菌中毒

21. 河豚毒素属于_____。
    A. 神经毒　　　　　　　　　　B. 肝脏毒
    C. 肾脏毒　　　　　　　　　　D. 血液毒

22. 苦杏仁中毒属于_____。
    A. 神经毒　　　　　　　　　　B. 肝脏毒
    C. 肾脏毒　　　　　　　　　　D. 原浆毒

23. 肉毒梭菌毒素属于_____。
    A. 神经毒　　　　　　　　　　B. 肝脏毒
    C. 肾脏毒　　　　　　　　　　D. 血液毒

24. 发芽马铃薯引起中毒的成分为_____。
    A. 组胺　　　　　　　　　　　B. 龙葵素
    C. 皂甙　　　　　　　　　　　D. 棉酚

25. 苦杏仁引起中毒的成分为_____。
    A. 组胺　　　　　　　　　　　B. 龙葵素
    C. 皂甙　　　　　　　　　　　D. 氰甙

26. 食品卫生检查发现某个体户出售的猪肉有肉眼可见白色，绿豆大小半透明的水泡状包囊，包囊一段为乳白色，在 40 cm² 的肌肉切面上检出包囊 8 个。这是患何种疾病的病畜肉_____。
    A. 口蹄疫　　　　　　　　　　B. 猪水泡病
    C. 囊虫病　　　　　　　　　　D. 旋毛虫病

27. 卫生监督所对肉制品进行抽样检查，在一份香肠中检测出分子式为 $(CH_3)_2N—N=O$ 的化学物，含量为 5.5 μg/kg，其可能来源是_____。
    A. 添加了防腐剂　　　　　　　B. 添加了发色剂

C. 加入了过多的大豆蛋白　　　　　　D. 制作过程温度过高

28. 某小学发生一起食物中毒。患者临床表现主要是剧烈呕吐、上腹部剧烈疼痛、腹泻，少数患者有低热。病人在当天上午都吃过学校供应的课间餐（外购的奶油蛋糕），未吃者不发病。潜伏期最短为1h，最长为6h。最可能的诊断是_____。

　　A. 沙门菌属食物中毒　　　　　　　　B. 副溶血性弧菌食物中毒
　　C. 葡萄球菌肠毒素食物中毒　　　　　D. 肉毒梭菌毒素食物中毒

29. 某小学发生一起食物中毒。患者临床表现主要是剧烈呕吐、上腹部剧烈疼痛、腹泻，少数患者有低热。病人在当天上午都吃过学校供应的课间餐（外购的奶油蛋糕），未吃者不发病。潜伏期最短为1h，最长为6h。引起此类中毒的食物除了奶制品、含奶糕点外，还有_____。

　　A. 病死畜肉　　　　　　　　　　　　B. 剩饭、凉粉
　　C. 罐头制品　　　　　　　　　　　　D. 海产品

30. 引起食品腐败变质的主要原因有_____。

　　A. 渗透压　　　　　　　　　　　　　B. 湿度
　　C. pH值　　　　　　　　　　　　　　D. 微生物

31. 挥发性盐基总氮用于鉴定_____。

　　A. 脂肪酸败　　　　　　　　　　　　B. 蛋白质腐败
　　C. 碳水化合物酸败　　　　　　　　　D. 蔬菜的腐败

32. 陶瓷容器中可能移入食品的有害金属是_____。

　　A. 铅、镉　　　　　　　　　　　　　B. 铁、锌
　　C. 铜、钴　　　　　　　　　　　　　D. 钼、镍

33. 引起副溶血性弧菌中毒的常见食物是_____。

　　A. 奶类　　　　　　　　　　　　　　B. 肉类
　　C. 海产品　　　　　　　　　　　　　D. 发酵食品

34. 亚硝酸盐食物中毒的机理是_____。

　　A. 巯基酶失活　　　　　　　　　　　B. 胆碱酯酶活性被抑制
　　C. 溶血作用　　　　　　　　　　　　D. 低铁血红蛋白氧化成高铁血红蛋白

35. 四季豆中毒的有毒成分是_____。

　　A. 秋水仙碱　　　　　　　　　　　　B. 皂素
　　C. 龙葵素　　　　　　　　　　　　　D. 毒蝇碱

36. 关于炭疽病的叙述，错误的是_____。

　　A. 病畜肉经高温处理可工业用　　　　B. 炭疽杆菌未形成芽孢前抵抗力弱

C. 经消化道感染较少　　　　　　D. 发现炭疽病现场，应6h内彻底消毒

37. 食物中毒是_____。
    A. 因暴饮暴食引起的急性肠胃炎
    B. 正常人在正常情况下，经口摄入正常数量的、可食状态食物后，所发生的非传染性急性或亚急性疾病
    C. 有毒食物引起的急慢性中毒
    D. 经食物传播的各种疾病

38. 当前，我国引起细菌性食物中毒的首位食品是_____。
    A. 豆类及其制品　　　　　　　B. 肉类及其制品
    C. 蛋类及其制品　　　　　　　D. 奶类及其制品

39. 引起鲜黄花菜中毒的有毒成分是_____。
    A. 皂素　　　　　　　　　　　B. 植物血凝素
    C. 龙葵素　　　　　　　　　　D. 类秋水仙碱

40. 对N-亚硝基化合物致癌作用有抵抗力的动物是_____。
    A. 豚鼠　　　　　　　　　　　B. 猫
    C. 黑舌狗　　　　　　　　　　D. 尚未发现

41. 某住户全家因食物中毒住院，经调查，可疑食物为卤猪肉，病人潜伏期多为10~12 h，主要临床症状为恶心、呕吐、头晕、头痛、乏力，并伴有阵发性剧烈腹痛，腹泻多呈水样便并伴有黏液、恶臭，少数病人有面部及全身皮肤潮红，体温大多低于39℃，可初步诊断为_____食物中毒。
    A. 沙门菌属　　　　　　　　　B. 副溶血性弧菌
    C. 组胺　　　　　　　　　　　D. 变形杆菌

42. 有一类鱼如鲐巴鱼，含组氨酸丰富，当鱼体不新鲜时或腐败时，易形成大量有毒作用物质，食用后引起中毒，其主要症状表现为_____。
    A. 四肢肌肉麻木，失去运动能力　B. 面部、胸部及全身皮肤潮红
    C. 色觉和位置觉错乱，视觉模糊　D. 颜面肿胀、疼痛

43. 食用某一种毒蕈后，会引起体内大部分器官发生细胞变性，其毒素属细胞原浆毒，中毒后病情凶险，死亡率高，这种毒蕈为_____。
    A. 毒蝇伞　　　　　　　　　　B. 鹿花蕈
    C. 白毒伞　　　　　　　　　　D. 胶陀螺

44. 从粮食中检出一种污染物，不溶于水，可在紫外光下产生蓝色荧光，加碱处理后荧光消失。这一污染物最有可能为_____。

A. B（a）P B. AFB_1
C. 亚硝胺 D. 铅

45. 采用 K 值来评价食品早期腐败变质时，若鱼体绝对新鲜，则 K 值可能等于_____。

A. 19% B. 23%
C. 25% D. 31%

46. 某厂生产的一批啤酒中检出一种有毒化学物质，经动物实验证实可通过呼吸道、消化道、皮下或肌肉注射或皮肤接触诱发肿瘤，致癌的主要靶器官是胃，该化合物可能是_____。

A. 黄曲霉毒素 B. N—亚硝基化合物
C. 杂环胺 D. 甲醛

47. 某地发生一起急性中毒事件，257 人出现恶心、呕吐、视力模糊，重者出现失明、呼吸困难、昏迷，12 人死亡，经调查发现患者发病前均食用了散装白酒。引起这一事件的有毒成分可能为_____。

A. 甲醛 B. 杂醇油
C. 甲醇 D. 氢氰酸

48. 冰岛居民习惯于以熏羊肉作为主食，当地的胃癌发病率一直居高不下。至 1950 年以后，由于减少自制熏制食品的食用，发病率呈下降趋势，这可能是与熏羊肉受到了哪一类污染有关_____。

A. B（a）P B. 食品防腐剂
C. 二甲基亚硝胺 D. 黄曲霉毒素

49. 食物中毒处理中，有关人的处理方面，不包括_____。

A. 病人 B. 有毒食品加工者
C. 有毒食品销售者 D. 有毒食品检验者

50. 街头烤羊肉串，是将小块羊肉串在铁钎上，直接在炭火上烤制，这种羊肉串中含量较高的有_____。

A. 黄曲霉毒素 B. 苯并［α］芘
C. 氯丙烷 D. 丙烯酰胺

51. 1960 年英国火鸡因食用有毒饲料后，表现为食欲减退、羽翼下垂，解剖可见肝脏弥漫性充血、坏死、胆管增生，肝出血等表现。该事件属于_____。

A. 化学性食物中毒 B. 放射性物质引起的食物中毒
C. 寄生虫引起的食物中毒 D. 真菌毒素引起的食物中毒

52. 食品霉菌的发育和产毒的条件不包括_____。
    A. 温度   B. 湿度
    C. 食品中脂肪含量   D. 食品中含糖量

53. 有一大批花生经检查黄曲霉毒素 B_1 超标,最好的去毒措施是_____。
    A. 挑选霉粒法   B. 碾压加工法
    C. 加水搓洗法   D. 榨油、加碱、水洗法

54. 卫生监督所对精炼食用植物油进行抽样检查,其中一份检测出酸价为 5.2。该植物油_____。
    A. 不符合国家标准   B. 加醋后可食用
    C. 可加热后食用   D. 可辐照后食用

55. 检查一批花生油时发现,黄曲霉毒素 B_1 含量为 10 μg/kg,对该批食品的处理是_____。
    A. 可食用   B. 不可食用
    C. 经处理可食用   D. 经处理后工业用

56. 粮仓虫害有甲虫、螨虫、蛾类,最适宜这些昆虫卵孵化繁殖的温度和湿度分别是_____。
    A. 10～15℃,>65%   B. 18～21℃,<60%
    C. 18～21℃,>65%   D. 22～25℃,<60%

57. 根据食物中毒的特点和原因,食物中毒的现场处理不包括_____。
    A. 封存、停止食用有毒食品   B. 采集病人标本
    C. 治疗病人   D. 追回、销毁有毒食品

58. 食品卫生标准包括感官、理化和微生物指标,下列指标中严重危害人体健康的是_____。
    A. 金黄色葡萄球菌毒素   B. 菌落总数
    C. 大肠菌群   D. 有异味

59. 河豚毒素含量最高的是河豚鱼的_____。
    A. 血液   B. 肝脏
    C. 卵巢   D. 肾脏

三、**多项选择题**(下列每题中的多个选项中,至少有2个是正确的,请将正确答案的代号填在横线空白处)

1. 可作为肉鱼类食品腐败变质的化学指标为_____。

A. 挥发性碱基总氮 B. 皂化价
C. K 值 D. 过氧化值

2. 属于食品腐败变质的控制方法包括_____。
   A. 低温 B. 高温灭菌防腐
   C. 脱水和干燥 D. 添加化学防腐剂

3. 评价食品卫生质量的细菌污染指标常用_____。
   A. 菌落总数 B. 大肠菌群
   C. 霉菌菌相 D. 肠球菌

4. 属于神经毒素的有_____。
   A. 黄曲霉毒素 B. 河豚毒素
   C. 致呕毒素 D. 3—硝基丙酸

5. 黄曲霉毒素主要污染的食物有_____。
   A. 咸肉 B. 蔬菜
   C. 玉米 D. 花生

6. 能够通过生物富集作用使水生动物体内毒性成分含量增加的为_____。
   A. 六六六 B. DDT
   C. 甲基汞 D. 有机磷

7. 有机形式毒性比无机形式的毒性强的重金属是_____。
   A. 砷 B. 汞
   C. 镉 D. 铅

8. 可以阻断亚硝胺合成的为_____。
   A. 维生素 C B. 维生素 E
   C. 维生素 A D. 茶叶

9. 食品中 B（a）P 污染来源有_____。
   A. 熏烤食品 B. 用报纸包装食品
   C. 柏油路上晾晒粮食 D. 使用工业机油润滑食品机械

10. 不法粮商的掺伪行为包括_____。
    A. 在大米里掺入少量霉变米 B. 面粉里面掺入滑石粉
    C. 粮食中掺入沙石 D. 面粉里面添加维生素 B_2

11. 属于人畜共患传染病的是_____。
    A. 炭疽 B. 旋毛虫病
    C. 布氏杆菌病 D. 口蹄疫

12. 不属于食物中毒的为_____。
    A. 暴饮暴食引起的肠胃炎　　　　B. 寄生虫病
    C. 痢疾　　　　　　　　　　　　D. 霉变甘蔗中毒

13. 发病主要在夏秋季的食物中毒为_____。
    A. 沙门菌食物中毒　　　　　　　B. 河豚鱼食物中毒
    C. 葡萄球菌肠毒素中毒　　　　　D. 肉毒梭菌毒素中毒

14. 属于真菌毒素中毒的为_____。
    A. 副溶血弧菌食物中毒　　　　　B. 青皮红肉腐败鱼中毒
    C. 赤霉病麦中毒　　　　　　　　D. 霉变甘蔗中毒

15. _____对金属毒物的吸收和毒性有较大影响。
    A. 蛋白质　　　　　　　　　　　B. 碳水化合物
    C. 维生素 C　　　　　　　　　　D. 维生素 B
    E. 水

16. N－亚硝基化合物的前体物包括_____。
    A. 硝酸盐　　　　　　　　　　　B. 亚硝酸盐
    C. 胺类物质　　　　　　　　　　D. 氨
    E. 铵盐

17. 食品腐败变质的鉴定指标有_____。
    A. 感官指标　　　　　　　　　　B. 物理指标
    C. 化学指标　　　　　　　　　　D. 微生物指标
    E. 放射性指标

18. 我国使用最多的农药是_____。
    A. 除草剂　　　　　　　　　　　B. 杀虫剂
    C. 杀菌剂　　　　　　　　　　　D. 植物生长调节剂
    E. 杀鼠剂

19. 我国禁止使用有机氯农药的原因是其_____。
    A. 半衰期长　　　　　　　　　　B. 蓄积性强
    C. 稳定性强　　　　　　　　　　D. 脂溶性强
    E. 致癌作用

20. 硝胺在_____条件下不稳定。
    A. 酸性环境　　　　　　　　　　B. 中性环境
    C. 碱性环境　　　　　　　　　　D. pH＝4

E. pH＝10

21. 菌落总数的食品卫生学意义为_____。
    A. 食品清洁状态标志　　　　　　B. 食品曾受温血动物粪便污染
    C. 预测致病菌污染可能性　　　　D. 预测食品耐保藏性
    E. 食品对人体健康的危害程度

22. 单端孢霉烯族类化合物毒作用的共同特点是有较强的_____。
    A. 细胞毒性　　　　　　　　　　B. 免疫抑制作用
    C. 致畸作用　　　　　　　　　　D. 生殖毒性
    E. 抑制胆碱脂酶活性

23. 黄曲霉毒素 B_1 在体内的主要代谢途径为_____。
    A. 脱甲基　　　　　　　　　　　B. 环氧化
    C. 过氧化　　　　　　　　　　　D. 羟化
    E. 还原

24. 包装材料的主要卫生问题为_____。
    A. 聚合物单体　　　　　　　　　B. 降解产物的毒性
    C. 添加助剂的使用　　　　　　　D. 有毒重金属
    E. 以上都不是

25. 食源性疾病的病原物可概括为_____。
    A. 寄生虫　　　　　　　　　　　B. 生物性病原物
    C. 化学性病原物　　　　　　　　D. 物理性病原物
    E. 放射性核素

26. 细菌性食物中毒的流行病学特点是_____。
    A. 一般病程短，病死率低
    B. 全年皆可发病，尤以7—9月高发
    C. 全年皆可发病，一般以3—5月高发
    D. 引起中毒的食品以植物性食品为主
    E. 是最常见的一类食物中毒

27. 亚硝酸盐中毒_____。
    A. 属化学性食物中毒　　　　　　B. 由于食入腌制过久的蔬菜
    C. 皮肤可出现青紫症状　　　　　D. 可出现全身组织缺氧表现
    E. 潜伏期较长

28. 食物中毒的发病特点是_____。

A. 发病潜伏期短 B. 发病与食物有关
C. 中毒病人的临床表现相似 D. 能造成人与人之间的传染
E. 病情严重，常导致死亡

29. 食物中亚硝胺盐主要来源于_____。
    A. 腌菜 B. 咸鱼
    C. 啤酒 D. 霉变花生
    E. 发色剂

30. 烧烤后肉食品中_____。
    A. 维生素增加 B. 多环芳烃增加
    C. 脂肪降低 D. 杂环胺增加
    E. 亚硝胺增加

31. 低温储存食品的基本原理是_____。
    A. 利用低温控制微生物的生长繁殖 B. 控制酶的活动
    C. 杀灭所有的微生物 D. 停止酶的活动
    E. 去除食品中的杂质

32. 粮豆类食品的主要卫生问题是_____。
    A. 霉菌和霉菌毒素的污染 B. 农药残留的污染
    C. 寄生虫的污染 D. 仓储虫害的污染
    E. 污水灌溉

33. 粮豆类食品受霉菌污染的危险因素是_____。
    A. 环境湿度较大 B. 温度增高
    C. 粮豆颗粒不完整 D. 温度低
    E. 以上都是

34. 蔬菜水果的主要卫生问题是_____。
    A. 微生物的污染 B. 寄生虫的污染
    C. 工业废水的污染 D. 农药残留的污染
    E. 人畜粪便的污染

35. 蔬菜水果在正常情况下，硝酸盐和亚硝酸盐的含量都是很低的，如果升高是因为_____。
    A. 生长时碰到干旱 B. 收获后，在不恰当的环境中储存
    C. 蔬菜进行腌制 D. 大棚中的蔬菜
    E. 微生物污染

36. 猪肉中常见的寄生虫有_____。
    A. 旋毛虫   B. 华支睾吸虫
    C. 姜片虫   D. 囊虫
    E. 猪带绦虫

37. 鱼发生腐败变质的特征为_____。
    A. 鱼鳞脱落   B. 眼球下陷
    C. 鱼鳃呈暗褐色   D. 有臭味
    E. 腹部膨胀

38. 食物中毒的特点是_____。
    A. 发病呈暴发性   B. 中毒病人一般具有相似的临床的表现
    C. 发病与进食有关   D. 食物中毒病人对健康人没有传染性
    E. 食物中毒病人对健康人有传染性

39. 防止油脂酸败，宜采取的措施是_____。
    A. 加防腐剂   B. 加抗氧化剂
    C. 避免金属污染   D. 严格精炼，提高纯度
    E. 避光、隔氧、低温存放

40. 不是由食品污染引起的食物中毒是_____。
    A. 河豚鱼中毒   B. 木薯中毒
    C. 毒蕈中毒   D. 肉毒中毒
    E. 发芽马铃薯中毒

41. 发现购进的鱼品中混入河豚鱼时，首先要做的是_____。
    A. 立即废弃不食用   B. 去内脏后烧熟煮透
    C. 立即报告当地卫生监督部门 D. 通知供货单位
    E. 把鱼品封存，等待处理

42. 引起亚硝酸盐食物中毒的物质有_____。
    A. 不新鲜的蔬菜   B. 腌菜
    C. 苦井水   D. 卤肉
    E. 腌肉

43. 食盐按生产工艺可分为_____。
    A. 精制盐   B. 粉碎洗涤盐
    C. 日晒盐   D. 加碘盐
    E. 加硒盐

44. 食醋具有腐蚀性，故不应储存于_____中。
    A. 玻璃容器　　　　　　　　　　B. 金属容器
    C. 不耐酸的塑料容器　　　　　　D. 搪瓷容器
    E. 陶瓷容器

45. 酱油按生产工艺可分为_____。
    A. 配制酱油　　　　　　　　　　B. 发酵酱油
    C. 化学酱油　　　　　　　　　　D. 蒸馏酱油
    E. 氨基酸态酱油

46. 油脂中天然存在的有害物质包括_____。
    A. 棉酚　　　　　　　　　　　　B. 芥子甙
    C. 芥酸　　　　　　　　　　　　D. 大豆皂甙
    E. 大豆异黄酮

47. 下列物质属于有机磷农药的是_____。
    A. 敌敌畏　　　　　　　　　　　B. 乐果
    C. 马拉硫磷　　　　　　　　　　D. 西维因
    E. 溴氰菊酯

48. 粮豆在农田生长期和收割时混杂的有毒植物种子有_____。
    A. 麦角、毒麦　　　　　　　　　B. 槐子
    C. 麦仙翁子　　　　　　　　　　D. 芥菜子
    E. 苍耳子

49. 鲜蛋应在_____条件下储藏。
    A. 1～5℃　　　　　　　　　　　B. 4～10℃
    C. 相对湿度85%～90%　　　　　 D. 相对湿度80%～90%
    E. 10～15℃

50. 油脂酸败常用的卫生学指标有_____。
    A. 酸价　　　　　　　　　　　　B. 农药
    C. 过氧化值　　　　　　　　　　D. 羰基价
    E. 有害金属

51. 属于人畜共患传染病的是_____。
    A. 囊虫病　　　　　　　　　　　B. 炭疽
    C. 鼻疽　　　　　　　　　　　　D. 旋毛虫病
    E. 口蹄疫

52. 我国营养强化盐除了全民推广的碘盐，还有_____。
    A. 硒强化盐　　　　　　　　B. 铬强化盐
    C. 锌强化盐　　　　　　　　D. 铁强化盐
    E. 钙盐

参考答案及说明

一、选择题

1. ×。生物性污染包括微生物、寄生虫、昆虫污染。

2. √

3. ×。挥发性碱基总氮是检测大豆制品腐败变质的化学指标。

4. ×。除了高温以外，还有低温、辐照等方法。

5. √

6. ×。巴氏消毒温度不超过100℃。

7. √

8. ×。食盐浓度达到15%，可以杀灭微生物。

9. ×。葡萄球菌属于条件致病菌。

10. ×。需采用肠球菌作为指示菌。

11. ×。黄曲霉毒素属于肝脏毒。

12. √

13. ×。易被污染的食品主要是玉米和花生。

14. √

15. √

16. ×。是T-2毒素。

17. ×。是赤霉病麦毒素。

18. √

19. ×。有机磷农药对人的危害主要是引起急性中毒。

20. ×。导致痛痛病。

21. ×。酸性条件有利于亚硝胺形成。

22. √

23. ×。主要在油炸的前5 min形成。

24. √

25. ×。PVC本身无毒。

26. ×。及杂物污染。

27. √

28. ×。必须在6 h内采取措施，隔离消毒，否则产生芽孢。

29. √

30. ×。食物中毒不包括暴饮暴食引起的胃肠炎。

31. ×。肉毒梭菌毒素引起的食物中毒主要发生在3—5月。

32. √

33. ×。主要为神经精神症状，病死率高。

34. √

35. ×。河豚鱼中毒的毒素是神经毒素。

36. ×。白毒伞蘑菇引起的中毒属于肝肾损害型。

37. √

38. ×。因其亚硝酸盐含量高，不可以食用。

39. √

40. √

41. √

42. √

43. ×。调查对象不限于已明确的中毒患者。应询问每一个进餐者在大批患者发生前48 h内进餐食谱，每个人进餐的主食副食名称、数量。除集中怀疑的一餐之外，特别注意那些进餐与众不同的人。

44. ×。食物中毒调查应先抢救，后调查。

二、单项选择题

1. D 2. C 3. D 4. B 5. A 6. B 7. B 8. D 9. D 10. B 11. B 12. D 13. D
14. B 15. C 16. B 17. D 18. A 19. D 20. C 21. A 22. D 23. A 24. B 25. D
26. C 27. B 28. C 29. B 30. D 31. B 32. A 33. C 34. B 35. B 36. A 37. B
38. B 39. D 40. D 41. D 42. B 43. C 44. B 45. A 46. B 47. C 48. A 49. D
50. B 51. D 52. C 53. D 54. A 55. A 56. C 57. C 58. A 59. C

三、多项选择题

1. AC 2. ABCD 3. ABD 4. BD 5. CD 6. ABC 7. BCD 8. ABCD 9. ABCD
10. ABC 11. ACD 12. ABC 13. AC 14. CD 15. AC 16. ABC 17. ABCD 18. ABC
19. ABCDE 20. BCE 21. AD 22. ABC 23. ABD 24. ABCD 25. BCD 26. ABE

27. ACD 28. ABC 29. ABCE 30. BDE 31. AB 32. ABDE 33. ABC 34. ABCDE
35. ABC 36. ADE 37. ABCDE 38. ABCD 39. BCDE 40. ABCE 41. CE 42. ABCDE
43. ABC 44. BC 45. BC 46. ABC 47. ABC 48. ABCE 49. AC 50. ACD 51. BCE
52. ACDE

第七章 膳食营养指导与疾病预防

考 核 要 点

基础知识考核范围	考核要点	重要程度
膳食营养指导和管理概论	1. 膳食营养指导和管理的作用	了解
	2. 膳食营养指导和管理的主要内容	熟悉
膳食营养素参考摄入量	1. 应用DRIs评价个体摄入量	熟悉
	2. 应用DRIs评价群体摄入量	掌握
	3. 用DRIs为个体计划膳食	熟悉
	4. 用DRIs为群体计划膳食	熟悉
膳食结构与膳食指南	1. 膳食结构的类型和特点	熟悉
	2. 膳食结构的变迁与改善	了解
	3. 中国居民膳食指南	掌握
营养缺乏病预防	1. 蛋白质—能量营养不良	熟悉
	2. 维生素A缺乏病	掌握
	3. 维生素D缺乏病	掌握
	4. 维生素B_1缺乏病	掌握
	5. 维生素B_2缺乏病	了解
	6. 维生素C、叶酸、钙缺乏病	熟悉
	7. 铁缺乏病	掌握
	8. 锌、碘、硒缺乏病	了解
膳食营养与慢性疾病预防	1. 肥胖病的膳食营养防治	熟悉
	2. 心脑血管疾病的膳食营养防治	熟悉
	3. 糖尿病的膳食营养防治	熟悉
	4. 痛风的膳食营养防治	熟悉
	5. 骨质疏松的膳食营养防治	了解
	6. 肿瘤的膳食营养防治	熟悉

重点复习提示

一、膳食营养指导和管理概论

膳食营养指导和管理的主要内容包括食物选择、合理的计划膳食、膳食评价和膳食改善。食物选择的原则是食物多样化，编制的食谱要尽量采用多种多样的当地产的食物，同时考虑进餐者的经济、宗教以及饮食文化传统等。膳食评价主要是通过比较消费者膳食资料与中国居民平衡膳食宝塔，发现摄入不足或过量从而调整膳食计划或采取适当干预措施加以改善。

二、膳食营养素参考摄入量

1. 应用 DRIs 评价个体摄入量

当个体摄入量低于 EAR 时，摄入不足的概率达 50%。UL 用于估测人群面临过量的风险。

2. 应用 DRIs 评价群体摄入量

当人群的平均摄入量＞AI 时，人群中发生摄入不足的概率很低；人群中日常摄入量超过 UL 的这一部分人会面临健康风险；不宜用平均摄入量来评估人群摄入水平，也不宜用 RNI 来评估人群摄入不足的比例。

3. 用 DRIs 为个体计划膳食

计划个体膳食设立的营养摄入目标应当使各种营养素的摄入量都在安全范畴之内，即能达到各自的 RNI 或 AI，又不超过 UL。制定膳食计划要以食物为基础的膳食指南和中国居民平衡膳食宝塔作依据。

4. 用 DRIs 为群体计划膳食

计划群体膳食的目标是确定某一群体的日常摄入量的分布，在这种分布状态下，使得该群体出现摄入不足或过量的概率都很低。为群体计划膳食包括确定营养目标，实现目标以及评估目标等步骤，要根据人群的特点来计划。为均匀性群体计划膳食的目标是对每一种营养素确定一个摄入不足和摄入过量风险的概率。为不均匀的群体计划膳食的目标一般以最脆弱的亚人群，即营养素的需要量相对能量需要最高的亚人群作为目标制订计划。

三、膳食结构与膳食指南

1. 膳食结构的类型和特点

根据膳食中植物性食物所占比例、能量、蛋白质、脂肪以及碳水化合的供给量作为划分膳食结构的标准,将世界不同地区的膳食结构分为4种类型,其中动植物食物平衡的膳食结构是世界各国调整膳食结构的参考,膳食结构以植物性食物为主的人群容易出现营养缺乏的问题,以动物性食物为主的人群面临的主要健康问题是营养过剩,而地中海膳食结构是西方各国用于改进自己国家膳食结构的参照。

2. 膳食结构的变迁与改善

现代人的饮食趋势主要表现在节约时间、多样化,对绿色天然食品的需求以及对保健营养品的需求。中国居民传统的膳食结构特点是高碳水化合物、高膳食纤维以及低动物脂肪。

3. 中国居民膳食指南

(1) 中国居民膳食指南的基本内容

中国营养学会于1989年制定了我国第一个膳食指南,1997年制定了我国第二个《中国居民膳食指南》。2007年颁布的最新《中国居民膳食指南》包括10条内容:食物多样,谷类为主,粗细搭配;多吃蔬菜水果和薯类;每天吃奶类、大豆或其制品;常吃适量的鱼、禽、蛋和瘦肉;减少烹调油用量,吃清淡少盐膳食;食不过量,天天运动,保持健康体重;三餐分配要合理,零食要适当;每天足量饮水,合理选择饮料;如饮酒应限量;吃新鲜卫生的食物。

(2) 中国居民平衡膳食宝塔

平衡膳食宝塔分五层,各层位置和面积不同,反映出各类食物在膳食中的地位和应占的比例,谷类最底层,蔬菜和水果占据第二层,动物性食物位于第三层,奶类和豆类食物位于第四层,第五层塔尖是油脂类。宝塔建议的各类食物的摄入量一般是指食物的生重。应用平衡膳食宝塔时首先要确定自己的食物需要;其次是进行同类互换,调配丰富的膳食;第三是要合理分配三餐食量;第四要因地制宜充分利用当地资源;最后是要养成习惯,长期坚持。

(3) 特定人群的膳食指南

1) 婴幼儿要鼓励母乳喂养,母乳喂养4个月后逐步添加辅助食品。

2) 学龄前儿童要每日饮奶,养成不挑食、不偏食的良好饮食习惯。

3) 学龄儿童要保证吃好早餐,少吃零食,饮用清淡饮料,控制食糖摄入,重视户外活动。

4) 青少年要多吃谷类,供给充足的能量;保证鱼、肉、蛋、奶、豆类和蔬菜的摄入;参加体力活动,避免盲目节食。

5）孕妇自妊娠第 4 个月起，保证充足的能量和体重的正常增长，增加鱼、肉、蛋、奶、海产品的摄入。

6）乳母要保证供给充足的能量，增加鱼、肉、蛋、奶、海产品的摄入。

7）老年人的食物要粗细搭配，易于消化，积极参加适度体力活动，保持能量平衡。

四、营养缺乏病预防

1. 维生素 A 缺乏病

（1）缺乏原因

食物中维生素 A 摄入不足，吸收利用障碍，需要量增加，代谢障碍，其他营养素的影响。

（2）发病表现

1）眼部症状。眼干燥症、夜盲症、角膜软化。

2）皮肤症状。轻者仅较正常干燥，严重时出现毛囊上皮角化，毛囊性丘疹，因其外表与蟾蜍的皮肤相似，又称"蟾皮症"。

3）骨骼系统。维生素 A 缺乏时，在儿童可表现为骨组织停止生长，发育迟缓。出现齿龈增生角化，牙齿生长延缓，其表面可出现裂纹并容易发生龋齿。

4）生殖功能。维生素 A 缺乏，可影响女性受孕和怀胎，或导致胎儿畸形和死亡；男性发生精子减少，性激素合成障碍，从而影响生殖功能。

5）免疫功能。维生素 A 缺乏可使机体细胞免疫功能低下，患儿易发生反复呼吸道感染及腹泻等。

（3）预防

1）摄入含维生素 A 及胡萝卜素丰富的食物。

2）监测易感人群的维生素 A 营养状况。

3）对易患人群进行干预。

4）选用膳食补充剂和维生素 A 强化食品。

2. 维生素 D 缺乏病

（1）缺乏原因

阳光照射不足；维生素 D 及钙、磷摄入不足；维生素 D 及钙、磷的肠道吸收障碍；其他原因，如肝、肾疾病时可直接影响维生素 D 的正常合成代谢。

（2）发病表现

维生素 D 缺乏的危害主要是造成钙、磷吸收和利用障碍，从而引发佝偻病或软骨病。

（3）预防

对佝偻病的预防要贯彻"系统管理，综合防治，因地制宜，早防早治"的原则，从围产期开始，以1岁内小儿为重点对象，并应系统管理到3岁。从孕妇妊娠后期（7~9个月）开始，胎儿对维生素D和钙、磷需要量不断增加，要鼓励孕妇晒太阳，食用富含维生素D和钙、磷及蛋白质的食品，有低钙血症和骨软化症的孕妇应积极治疗。对冬春妊娠或体弱多病的孕妇，可于妊娠7~9个月给予维生素D制剂，同时服用钙剂。

新生儿应提倡母乳喂养，尽早开始晒太阳。尤其早产儿、双胎、人工喂养儿及冬季出生小儿，可于生后1~2周开始给予维生素D制剂强化。有钙抽搐史或以淀粉为主食者，补给适量钙。除提倡母乳外，有条件地区，人工喂养者可用维生素AD强化牛奶喂哺。

3. 维生素 B_1 缺乏病

（1）缺乏原因

摄入不足、吸收利用障碍、需要量增加或消耗过多、抗硫胺素因子、慢性乙醇中毒。

（2）发病表现

维生素 B_1 缺乏病的危害可因发病年龄及受累系统不同而异，有亚临床型、神经型、心血管型、婴儿脚气病。

（3）预防

改良谷类加工方法，调整饮食结构；开展易感人群维生素 B_1 营养状况的监测和干预；广泛开展健康教育活动；维生素 B_1 强化食品。

4. 铁缺乏病

（1）缺乏原因

铁缺乏的主要原因为：膳食铁摄入不足，机体对铁的需要量增加，铁吸收减少，铁的消耗增加。

（2）发病表现

1）常见症状：症状和贫血的严重程度相关，常有疲乏无力、心慌、气短、头晕，严重者出现面色苍白、口唇黏膜和睑结膜苍白、肝脾轻度肿大等。缺铁性贫血可引起贫血性心脏病，较易发生左心心力衰竭。

2）影响生长发育与智力发育，活动和劳动耐力降低。

3）免疫功能和抗感染能力下降。

4）严重缺铁性贫血可致黏膜组织变化和组织营养障碍，出现口腔炎、舌炎、舌乳头萎缩。

5）皮肤毛发变化。

6）神经精神系统异常，有些铁缺乏患者有异食癖。

7）抗寒能力降低。

8）其他，如缺铁性贫血也可导致月经紊乱。

(3) 预防

健康教育、铁强化食品、铁补充、提高食物铁的利用率、合理搭配食物。

五、膳食营养与慢性疾病预防

1. 肥胖病的营养管理

(1) 控制总能量的摄入

一般来说，合适的能量摄入量，即每天摄入的能量（kcal）＝理想体重（kg）×（20～25）kcal/kg。全天能量的分配：一日三餐，早餐30％，午餐40％，晚餐30％。

(2) 适当的营养素分配比例

1) 供能营养素的能量分配比例适宜。

2) 保证维生素和无机盐的供给。

3) 增加膳食纤维。

4) 戒烟酒。

5) 改变不良饮食习惯和行为。

6) 烹调方法的选择。应选拌、炖、蒸、焖方法，忌煎、炸、烧、烤、熏等方法。

2. 糖尿病的膳食营养防治原则

(1) 适宜的能量摄入量，防治肥胖。

(2) 膳食三大营养素比例合理

(3) 膳食纤维每天不少于 30 g。

(4) 增加富含维生素 C、维生素 E、维生素 B_1、维生素 A 和钙的食物，必要时服用制剂。

(5) 进食要定时定量，要和药物相配合，预防低血糖。

(6) 禁烟酒，忌食含单双糖的点心和饮料。

(7) 合理选择食物烹调方法，忌煎炸和熏烤。

(8) 糖尿病患者应坚持饮食治疗，树立抗病信心，要学会应用食物交换份法和熟悉常用食物血糖生成指数。

辅导练习题

一、判断题（下列判断正确的请在括号内打"√"，错误的请在括号内打"×"）

1. 糖尿病膳食碳水化合物占总能量的50％～60％、以复合碳水化合物为主。（　）

2. 麦淀粉膳食适用肺性脑病、急慢性肾功衰竭。（　）

3. 急性肾功能衰竭入水量一般估计量是前一天尿量加 50 mL 水。（　）

4. 定期进行血液透析的病人每日至少摄入 30 g 蛋白质。( )
5. 患病婴儿只要无特殊禁忌，应以牛乳作为首选食物。( )
6. 酸奶适用于腹泻或消化不良的婴儿。( )
7. 婴儿辅助食品 2 个月可增添鱼肝油。( )
8. 婴儿辅助食品 4 个月可增添米糊、面糊。( )
9. 小儿贫血应多选用含血红素铁和维生素丰富的瘦肉、动物血及维生素 C 丰富的新鲜蔬菜和水果。( )
10. 成人每天摄入蔬菜 300～500 g 是适宜的。( )
11. 糖耐量试验应前 1 天晚餐后禁食。( )
12. BMI<18.5 为营养不良。( )
13. 维生素 C 缺乏，皮肤会出现毛囊角化性丘疹。( )
14. 舌苔牛肉样鲜红色表明烟酸缺乏。( )
15. 维生素 B_2 缺乏引起婴儿惊厥。( )
16. 维生素 B_1 缺乏伴有周围神经无力和感觉异常。( )
17. 干瘦型营养不良的病人体重低于其标准体重的 8%。( )
18. 营养不良浮肿型多补充蛋白质，消瘦型多补充能量。( )
19. 维生素 A 缺乏病是以眼、皮肤改变的全身性疾病。( )
20. 毕脱斑对维生素 A 缺乏的诊断有参考意义。( )
21. 正常人生理盲点面积为 1.8 cm^2。( )
22. 枕秃或环形脱发为佝偻病早期诊断的参考依据。( )
23. 维生素 B_2 缺乏可出现地图舌。( )
24. 长期以玉米为主食的地区，加入 10% 黄豆，对预防癞皮病有重要意义。( )
25. 正常膳食者，肝中储存的维生素 B_{12} 可供 6 年之需，故维生素 B_{12} 缺乏很少见。( )
26. 维生素 C 缺乏需 5～6 个月方可出现症状。( )
27. 维生素 A 中毒几乎皆因误食入维生素 A 过多引起。( )
28. 儿童防治佝偻病应该使用维生素 A、维生素 D 合剂。( )

二、单项选择题（下列每题有 5 个选项，其中只有 1 个是正确的，请将其代号填写在横线空白处）

1. 下列编制食谱的原则中，哪项是不正确的_____。
    A. 尽量采用多种多样的食物　　B. 尽量采用全国各地生产的食物
    C. 考虑进餐者的社会经济状况　　D. 考虑宗教信仰因素
    E. 考虑饮食文化传统因素

2. 在计划膳食中，用_____作为营养状况适宜的目标。

   A. DRIs　　　　　　　　　　　　B. EAR

   C. AI　　　　　　　　　　　　　D. RNI

   E. UL

3. 能量 RNI 和 EAR 的关系是_____。

   A. RNI＝EAR＋2SD　　　　　　　B. RNI＝EAR－2SD

   C. RNI＝1.2×EAR　　　　　　　D. RNI＝EAR

   E. 以上都不对

4. 制订膳食计划常用以食物为基础的_____作依据。

   A. 食物的平均消费水平　　　　　B. 人们的饮食习惯

   C. 膳食指南　　　　　　　　　　D. 营养素密度法

   E. 适宜的摄入量

5. _____的人群的主要营养问题是营养缺乏病。

   A. 以动植物食物为主的平衡膳食结构　　B. 以植物性食物为主的膳食结构

   C. 以动物性食物为主的膳食结构　　　　D. 地中海膳食结构

   E. 日本的膳食结构

6. _____是属于营养过剩型的膳食结构。

   A. 以动植物食物为主的平衡膳食结构　　B. 以植物性食物为主的膳食结构

   C. 以动物性食物为主的膳食结构　　　　D. 地中海膳食结构

   E. 日本的膳食结构

7. _____是世界各国调整膳食结构的参考。

   A. 以动植物食物为主的平衡膳食结构

   B. 以植物性食物为主的膳食结构

   C. 以动物性食物为主的膳食结构

   D. 地中海膳食结构

   E. 爱斯基摩人的膳食结构

8. 最新的《中国居民膳食指南》是_____年颁布的。

   A. 1997　　　　　　　　　　　　B. 1999

   C. 2002　　　　　　　　　　　　D. 2005

   E. 2007

9. 我国第一个膳食指南是_____年制定的。

   A. 1982　　　　　　　　　　　　B. 1985

C. 1989 D. 1993
E. 1997

10. 1997年版的《中国居民膳食指南》包括_____条内容。
   A. 5 B. 6
   C. 7 D. 8
   E. 9

11. 2007年版的《中国居民膳食指南》包括_____条内容。
   A. 7 B. 8
   C. 9 D. 10
   E. 12

12. _____是中国传统膳食的主体,也是人体能量的主要来源。
   A. 蔬菜 B. 水果
   C. 谷类 D. 肉类
   E. 鱼类

13. 下列哪类食物是最经济的能量来源_____。
   A. 蔬菜水果类 B. 油脂类
   C. 畜禽类 D. 蛋奶类
   E. 粮谷类

14. 下列_____是天然抗氧化物质的主要来源。
   A. 粮谷类 B. 深海鱼类
   C. 蔬菜和水果 D. 山珍海味
   E. 鲍参鱼翅

15. 与牛奶相比,瘦肉的_____含量高且吸收较好。
   A. 铁 B. 钙
   C. 维生素 B_2 D. 维生素 C
   E. 维生素 A

16. 中国居民膳食指南建议每人每日食盐的摄入量以不超过_____g为宜。
   A. 3 B. 4
   C. 5 D. 6
   E. 7

17. 减少烹调油用量是指每天烹调油摄入量不宜超过_____。
   A. 60 g 或 85 g B. 45 g 或 60 g

C. 30 g 或 45 g D. 25 g 或 30 g
E. 15 g 或 25 g

18. 成年人的健康体重是指体重指数（BMI）为_____ kg/m²。
    A. 16～19.5 B. 18.5～23.9
    C. 18～25 D. 19～26
    E. 20～30

19. 衡量食不过量的最好指标是_____。
    A. 能量的推荐摄入量 B. 体重
    C. 糖尿病的发病率 D. 高血脂的发生率
    E. 运动的能量消耗

20. 如饮酒应限量，"限量"是指_____。
    A. 成年男性一天饮用酒的酒精量不超过 20 g，女性不超过 10 g
    B. 成年男性一天饮用酒的酒精量不超过 22 g，女性不超过 17 g
    C. 成年男性一天饮用酒的酒精量不超过 25 g，女性不超过 15 g
    D. 成年男性一天饮用酒的酒精量不超过 28 g，女性不超过 18 g
    E. 成年男性一天饮用酒的酒精量不超过 30 g，女性不超过 20 g

21. 平衡膳食宝塔共分_____层。
    A. 3 B. 4
    C. 5 D. 6
    E. 7

22. 按 WHO 建议标准，体质指数 BMI≥30 应判断为_____。
    A. 正常 B. 超重
    C. 肥胖 D. 消瘦
    E. 重度肥胖

23. 维生素 A 缺乏最常见的人群是_____。
    A. 儿童 B. 青壮年
    C. 孕妇 D. 乳母
    E. 老年人

24. 孕妇出现巨幼红细胞性贫血，主要是由于缺乏_____。
    A. 铁 B. 叶酸
    C. 蛋白质 D. 维生素 B_2
    E. 维生素 B_6

25. 以玉米为主食的地区容易发生_____。
    A. 佝偻病　　　　　　　　　　B. 脚气病
    C. 脂溢性皮炎　　　　　　　　D. 干眼病
    E. 癞皮病

26. 维生素 B_2 缺乏的典型症状为_____。
    A. 神经管畸形　　　　　　　　B. 皮肤和牙龈出血
    C. 皮肤干燥　　　　　　　　　D. 唇炎和口角炎
    E. 腹泻

27. 某人疲倦、乏力、易感冒，检查发现牙龈肿胀出血，牙齿松动、关节肌肉疼痛、伤口难愈合，皮肤受碰撞出现淤斑。此患者可能是缺乏_____。
    A. 维生素 C　　　　　　　　　B. 维生素 B_{12}
    C. 铁　　　　　　　　　　　　D. 锌
    E. 叶酸

28. 最好的食物补铁来源是_____。
    A. 奶类　　　　　　　　　　　B. 动物血和肝脏
    C. 菠菜　　　　　　　　　　　D. 蛋类
    E. 谷类

29. 癞皮病典型三"D"特征是指_____。
    A. 腹泻、皮炎、出血　　　　　B. 皮炎、痴呆、腹泻
    C. 痴呆、脱发、腹泻　　　　　D. 皮炎、腹泻、疲倦
    E. 出血、疲倦、脱发

30. 下列有关佝偻病防治措施，错误的是_____。
    A. 增加户外活动，多晒太阳　　B. 提倡母乳喂养
    C. 多吃富含钙食物　　　　　　D. 长期大量服用维生素 D 制剂
    E. 加强营养知识普及

31. 有关纠正蛋白质—能量营养不良治疗原则，错误的是_____。
    A. 浮肿型应多补充能量　　　　B. 蛋白质和能量补充应逐步增加
    C. 蛋白质和能量同时补充　　　D. 尽量保证母乳喂养
    E. 以牛奶、蛋类、鱼类等补充为主

32. 某 60 岁妇女，近年经常出现腰背痛，走路感觉腿无力，特别是上楼梯时吃力，骨盆有明显压痛，考虑是_____缺乏。
    A. 维生素 C　　　　　　　　　B. 锌

C. 碘 D. 维生素 A

E. 维生素 D

33. 维生素 A 缺乏时，可能出现的症状有_____。

　　A. 脂溢性皮炎　　　　　　　B. 皮下出血点

　　C. 银屑病　　　　　　　　　D. 毛囊上皮过度角化

　　E. 毛发红糠疹

34. 安全摄入范围是指_____。

　　A. RNI 与 UL 之间　　　　　B. RNI 与 AI 之间

　　C. EAR 与 RNI 之间　　　　D. EAR 与 UL 之间

　　E. EAR 与 AI 之间

35. 维生素 A 缺乏可引起_____。

　　A. 脚气病　　　　　　　　　B. 地方性甲状腺肿

　　C. 夜盲症　　　　　　　　　D. 佝偻病

　　E. 骨质疏松症

36. 孕期叶酸缺乏可使孕妇出现_____。

　　A. 巨幼红细胞贫血　　　　　B. 骨质软化症

　　C. 糖尿病　　　　　　　　　D. 营养不良性水肿

　　E. 高血压

37. 婴幼儿铁缺乏可引起_____。

　　A. 克汀病　　　　　　　　　B. 夜盲症

　　C. 坏血病　　　　　　　　　D. 脚气病

　　E. 贫血

38. UL 的主要用途是_____。

　　A. 作为群体营养素摄入量的目标　　B. 作为健康个体营养素摄入量的目标

　　C. 评估人群中摄入不足的比例　　　D. 检查个体摄入量过高的可能

　　E. 综合评价营养素摄入的水平

39. 下列哪项是维生素 B_1 亚临床缺乏的主要表现_____。

　　A. 暗适应能力下降　　　　　B. 多汗

　　C. 睡着后易惊厥　　　　　　D. 出血性晕轮

　　E. 疲乏无力和下肢倦怠

40. 为预防孕妇叶酸缺乏以及胎儿的神经管畸形，叶酸的补充应该_____。

　　A. 从围孕期开始　　　　　　B. 从孕早期开始

C. 从孕中期开始 D. 从孕晚期开始
E. 从围产期开始

41. 地方性克汀病是_____的缺乏引起的。
   A. 碘 B. 硒
   C. 钙 D. 锌
   E. 铁

42. 癞皮病主要是由于_____缺乏引起的。
   A. 维生素 B_1 B. 维生素 B_2
   C. 维生素 B_6 D. 烟酸
   E. 维生素 C

43. 我国已进行_____次全国营养调查。
   A. 3 次 B. 4 次
   C. 5 次 D. 6 次
   E. 7 次

44. 关于平衡膳食宝塔的说法不正确的是_____。
   A. 平衡膳食宝塔共分为 6 层，包含了人们每天应吃的主要食物种类
   B. 宝塔中提出了油脂类和食糖的建议摄入量
   C. 宝塔各层位置和面积不同，在一定程度上反映出各类食物在膳食中的地位和应占的比重
   D. 宝塔建议的各类食物的摄入量一般是指食物的生重
   E. 蔬菜和水果居宝塔的第二层

45. 制定 0~6 个月 AI 的依据是_____。
   A. 动物实验研究结果 B. 随机临床干预研究
   C. 母乳摄入量和各种营养素的含量 D. 人体代谢研究
   E. 以上都不对

46. 一名儿童临床症状表现为牙龈出血、皮下出现散在的出血点，鼻子出血等症状。临床诊断病人可能患有的哪一种营养缺乏病_____。
   A. 佝偻病 B. 锌缺乏病
   C. 缺铁性贫血 D. 维生素 C 缺乏病
   E. 碘缺乏病

47. 某患者患有严重的甲状腺功能减退性疾病，临床表现为：身材矮小，甲状腺肿大，智力低下。该疾病可能是_____缺乏引起的。

A. 硒　　　　　　　　　　　　B. 铜
C. 锰　　　　　　　　　　　　D. 碘
E. 钙

48. 糖耐量试验膳食中使用的葡萄糖量为_____g。
    A. 25　　　　　　　　　　　B. 50
    C. 75　　　　　　　　　　　D. 100
    E. 100

49. 食物中抗肿瘤作用的非营养成分不包括_____。
    A. 类黄酮　　　　　　　　　B. 多酚类
    C. 皂苷类　　　　　　　　　D. 有机硫化合物
    E. 植物凝血素

50. 预防中老年人骨质疏松的措施,应从_____开始。
    A. 骨质疏松早期　　　　　　B. 更年期
    C. 青壮年时间　　　　　　　D. 儿童期
    E. 绝经期

三、多项选择题（下列每题中的多个选项中,至少有2个是正确的,请将正确答案的代号填在横线空白处）

1. 膳食营养指导和管理的工作内容包括_____。
   A. 正确地选择食物　　　　　B. 合理地计划膳食
   C. 评价膳食的营养价值　　　D. 提出改进膳食质量的措施
   E. 进行营养缺乏病的监测

2. 《中国居民膳食指南》的核心思想是_____。
   A. 平衡膳食　　　　　　　　B. 降低相关疾病的风险
   C. 合理营养　　　　　　　　D. 制定营养素参考摄入量
   E. 促进健康

3. DRI s 包括_____。
   A. EAR　　　　　　　　　　B. RNI
   C. AI　　　　　　　　　　　D. UL
   E. RDA

4. 评价一个人营养状况的理想方法是把_____等资料结合起来进行分析。
   A. 运动能力　　　　　　　　B. 体格测量
   C. 生化检验　　　　　　　　D. 临床观察

E. 膳食评价

5. 在制定膳食计划时，应设定能量和营养素的摄入目标为_____。

   A. 应在安全范围之间

   B. 要大于 EAR

   C. 根据体重的情况适时地调整能量目标

   D. 达到 RNI 和 AI

   E. 不超过 UL

6. 下列_____是地中海膳食结构的特点。

   A. 富含植物性食物，食物新鲜程度高
   B. 橄榄油占食用油的比例高

   C. 每天食用适量的奶酪和酸奶
   D. 吃大量的红肉

   E. 饮用葡萄酒

7. 《中国居民膳食指南》中提倡食物粗细搭配，其包含的意思是_____。

   A. 多吃一些传统上的粗粮
   B. 多吃一些较老的蔬菜

   C. 适当增加一些加工精度低的米面
   D. 多吃一些含粗纤维高的食物

   E. 多吃一些含水量较小的食物

8. 富含蔬菜水果和薯类的膳食在_____等方面起着十分重要的作用。

   A. 保持心血管健康
   B. 预防缺铁性贫血

   C. 减少儿童干眼症的危险
   D. 预防某些癌症

   E. 预防热能—蛋白质营养不良

9. 《中国居民膳食指南》中建议每日食用乳类，是因为乳类_____。

   A. 营养成分齐全，组成比例适宜

   B. 含钙较高且利用率也很高

   C. 富含铁可以预防缺铁性贫血

   D. 必需氨基酸比例符合人体需要

   E. 其中的乳糖具有调节胃酸、促进胃肠蠕动和促进消化液分泌的作用。

10. 对乳糖不耐受者，可选择_____。

    A. 喝酸奶
    B. 吃奶酪

    C. 饮奶时与固体食物搭配食用
    D. 餐后 1～2 h 内饮奶

    E. 少量多次饮奶

11. 动物性食物中蛋白质不仅含量高，而且富含_____，与谷类食物搭配食用，可明显发挥蛋白质的互补作用。

    A. 苯丙氨酸
    B. 酪氨酸

C. 组氨酸 D. 赖氨酸

E. 蛋氨酸

12. 清淡少盐的膳食是指_____。
    A. 多吃粥 B. 少吃油炸、烟熏和腌制的食物
    C. 不摄入过多的动物性食物 D. 不要太咸
    E. 膳食不要太油腻

13. 三餐分配要合理，指的是_____。
    A. 早餐提供的能量应占全天总能量的25%~30%
    B. 午餐提供的能量应占全天总能量的30%~40%
    C. 晚餐提供的能量应占全天总能量的30%~40%
    D. 零食提供的能量应占全天总能量的5%左右。
    E. 根据职业、劳动强度和生活习惯可进行适当调整。

14. 每天喝足量水，饮水应_____。
    A. 少量多次喝 B. 主动喝水
    C. 感到口渴时才喝水 D. 最好选择茶水
    E. 多选择添加了维生素和矿物质的饮料

15. 平衡膳食宝塔的每人每日各类食物适宜摄入量适用于一般健康人，应用时要根据_____进行适当调整。
    A. 年龄 B. 性别
    C. 身高和体重 D. 季节
    E. 劳动强度

16. 有关微量元素碘的正确说法是_____。
    A. 碘是合成甲状腺素的主要原料 B. 缺碘可造成甲状腺肿
    C. 海产品含碘丰富 D. 碘摄入过量也可导致甲状腺肿
    E. 胎儿、初生儿期缺碘，可导致克汀病

17. 造成营养素摄入不足的主要原因是_____。
    A. 食物供给不足 B. 天然食物中缺乏
    C. 不良饮食习惯 D. 消耗量增加
    E. 吸收利用障碍

18. 有关预防维生素A缺乏病措施，正确的是_____。
    A. 对易感人群进行检测 B. 多摄入富含维生素A的食物
    C. 长期多量摄入维生素A制剂 D. 对维生素A缺乏地区进行营养干预

E. 多摄入胡萝卜素丰富的食物

19. 合理储藏食物包括_____。
    A. 高温灭菌防腐　　　　　　　　B. 低温储藏
    C. 增加防腐剂的使用　　　　　　D. 远离有毒有害物品
    E. 储藏食物的容器要清洁

20. 下列哪些是婴幼儿人群的膳食指南_____。
    A. 尽早开奶，初乳营养最好
    B. 鼓励母乳喂养
    C. 母乳喂养至4~6个月后及时合理添加辅食
    D. 适当补充维生素D
    E. 不能用纯母乳喂养，宜首选婴幼儿配方食品喂养

21. 引起维生素D缺乏病（如佝偻病和骨软化症）的常见原因有_____。
    A. 阳光照射不足　　　　　　　　B. 维生素D摄入不足
    C. 钙、磷摄入不足　　　　　　　D. 肠道吸收钙、磷障碍
    E. 肝、肾疾病

22. 维生素B_1缺乏的主要原因有_____。
    A. 米麦类加工过精　　　　　　　B. 长期高温下重体力劳动
    C. 慢性酒精中毒　　　　　　　　D. 动物性食物摄入量过多
    E. 深绿色蔬菜摄入不足

23. _____缺乏可引起伤口愈合不良。
    A. 维生素C　　　　　　　　　　B. 碘
    C. 维生素B_1　　　　　　　　　D. 铁
    E. 锌

24. _____缺乏可引起营养性贫血。
    A. 铁　　　　　　　　　　　　　B. 钙
    C. 叶酸　　　　　　　　　　　　D. 铜
    E. 蛋白质

25. _____缺乏可引起异食癖。
    A. 碘　　　　　　　　　　　　　B. 硒
    C. 钙　　　　　　　　　　　　　D. 锌
    E. 铁

26. 下列叙述正确的是_____。

A. EAR 是能够满足某一特定人群 50%个体需要量的摄入水平

B. EAR 是能够满足某一特定人群绝大多数个体需要量的摄入水平

C. 日常摄入量低于 EAR 的个体在人群中的比例就等于该人群摄入不足个体的比例

D. 个体的摄入量高于 EAR 时，可以认为摄入量是充足的

E. 可以从 AI 来推测 EAR

27. 下列与孕妇缺乏维生素 D 有关的病症包括_____。

    A. 孕妇骨质软化症　　　　　　　B. 低出生体重
    C. 新生儿低钙血症　　　　　　　D. 新生儿手足抽搐
    E. 胎儿宫内发育迟缓

28. 与先天畸形有关的营养因素有_____。

    A. 孕妇缺乏锌、叶酸　　　　　　B. 孕妇摄入维生素 A 过多
    C. 孕早期血糖升高　　　　　　　D. 孕妇酗酒
    E. 孕妇缺乏铁

29. 发生贫血时可能缺乏的营养素包括_____。

    A. 蛋白质　　　　　　　　　　　B. 钙
    C. 铁　　　　　　　　　　　　　D. 叶酸
    E. 维生素 B_{12}、维生素 B_6

30. 膳食纤维的生理作用有_____。

    A. 预防便秘　　　　　　　　　　B. 降低血清胆固醇
    C. 预防癌症　　　　　　　　　　D. 调节血糖
    E. 促进微量元素的吸收

31. 具有抗氧化作用的营养素有_____。

    A. 果糖　　　　　　　　　　　　B. 维生素 E
    C. 蛋白质　　　　　　　　　　　D. 硒
    E. 维生素 C

32. 蛋白质—能量营养不良的分类有_____。

    A. 水肿型　　　　　　　　　　　B. 消瘦型
    C. 肌肉萎缩型　　　　　　　　　D. 腹突型
    E. 混合型

33. 蛋白质的互补作用原则是指_____。

    A. 食物的生物学种属越远越好　　B. 动物性食物之间的混合较好
    C. 搭配的种类越多越好　　　　　D. 食用时间越近越好

E. 人体缺乏的补足为好

34. 食物血糖生成指数影响最大的三个因素包括_____。

    A. 碳水化合物含量　　　　　　B. 蛋白质含量

    C. 脂肪含量　　　　　　　　　D. 膳食纤维

    E. 食物重量

35. 我国居民传统的膳食结构特点包括_____。

    A. 高碳水化合物　　　　　　　B. 高膳食纤维

    C. 低动物脂肪　　　　　　　　D. 低盐

    E. 奶摄入量较高

36. 中国居民膳食指南提倡多吃蔬菜、水果和薯类，主要目的是为人体供给_____。

    A. 优质蛋白质　　　　　　　　B. 维生素 C

    C. 维生素 D　　　　　　　　　D. 膳食纤维

    E. 脂肪

37. 营养缺乏病治疗的一般原则是_____。

    A. 积极治疗原发病　　　　　　B. 充分利用食物纠正营养素缺乏

    C. 从营养素相互关系考虑治疗方案　　D. 适当给予营养补充剂

    E. 改善不良的饮食习惯和行为

38. 判断肥胖的常用指标有_____。

    A. 体质指数　　　　　　　　　B. 腰围

    C. 腰臀比　　　　　　　　　　D. 上臂围

    E. 胸围

39. 高血压的营养防治原则包括_____。

    A. 减体重　　　　　　　　　　B. 减少钠盐的摄入量

    C. 增加富含钾和钙的食物　　　D. 限制饮酒

    E. 增加体力活动

40. 与痛风关系密切的膳食因素包括_____。

    A. 肥胖　　　　　　　　　　　B. 低嘌呤膳食

    C. 高脂肪膳食　　　　　　　　D. 摄入较多的蔬菜和水果

    E. 饮酒

41. 使血胆固醇升高的有_____。

    A. 豆蔻酸　　　　　　　　　　B. 亚麻酸

    C. 月桂酸　　　　　　　　　　D. 棕榈酸

E. 亚油酸

42. 能降低血清总胆固醇和 LDL，且不降低 HDL 的是_____。
   A. 苏子油的油脂　　　　　　　B. 橄榄油的油脂
   C. 茶油的油脂　　　　　　　　D. 鱼油的油脂
   E. 芝麻油

43. 引发癌症发生发展的重要原因是_____。
   A. 高能量膳食　　　　　　　　B. 低能量膳食
   C. 不合理的饮食结构　　　　　D. 不合理的特殊饮食习惯
   E. 高盐膳食

44. 动脉粥样硬化的独立危险因素主要有_____。
   A. 高血压　　　　　　　　　　B. 高脂血症
   C. 肥胖　　　　　　　　　　　D. 糖尿病
   E. 吸烟

45. 具有降低血压作用的矿物质有_____。
   A. 膳食钾　　　　　　　　　　B. 膳食钙
   C. 镁　　　　　　　　　　　　D. 铁
   E. 钠

46. 哪些食物血糖指数较低，糖尿病人可以适量多食用_____。
   A. 大米、精粉面条　　　　　　B. 土豆（马铃薯）、芋头
   C. 黄豆、莲子、绿豆　　　　　D. 馒头、咸饼干、咸面包
   E. 燕麦片、燕麦、美国大杏仁

47. 糖尿病人血糖低于 3.4 mmol/L 时，可以出现低血糖反应，营养治疗处理包括_____。
   A. 饮开水　　　　　　　　　　B. 饮淡牛奶
   C. 饮糖水　　　　　　　　　　D. 供给馒头、饼干或水果
   E. 静脉给氨基酸溶液

48. 肥胖者进行膳食治疗时，以下食物中必须严加限制的有_____。
   A. 可可油　　　　　　　　　　B. 牛油
   C. 乙醇　　　　　　　　　　　D. 兔肉
   E. 蜜饯

49. 在膳食控制的同时，适当增加体力活动的益处有_____。
   A. 可改善糖耐量，降低胰岛素分泌　　B. 有利于机体正氮平衡的维持

C. 可使人精神振奋，具有健康感 D. 能促进体脂分解

E. 可改善患者心理状态，增强治疗信心

50. 腹部手术后早期，以下哪些食物不宜选用_____。

A. 鸡蛋汤 B. 咸米汤

C. 牛奶 D. 豆浆

E. 麦乳精

51. 治疗营养不良患儿时，调整饮食及补充营养物质的原则为_____。

A. 根据患儿营养不良的程度和消化功能调整饮食

B. 尽早给予高蛋白高能量食物

C. 热量和营养物质的供给应逐渐增加，不可操之过急

D. 饮食量应根据食欲来增加，不予限制

E. 少量多次喂养

52. 糖尿病的预防包括_____。

A. 防止肥胖，保持理想体重，合理进食，不吸烟，少饮酒

B. 不吃甜食和水果

C. 多运动、常体检，以及时发现 IGT 糖耐量低减

D. 减慢生活节奏，减少精神紧张

E. 少吃高脂肪，高胆固醇及高盐食品，适当多吃粗杂粮和蔬菜等

参考答案及说明

一、判断题

1. √

2. ×。麦淀粉膳食适用于慢性肾功能不全。

3. ×。急性肾功能衰竭入水量一般估计量是前一天尿量加 500 mL 水。

4. ×。定期进行血液透析的病人每日至少摄入 50 g 蛋白质。

5. ×。患病婴儿只要无特殊禁忌，首选母乳。

6. √

7. √

8. √

9. √

10. √

11. √

12. √

13. ×。维生素 A 缺乏，皮肤出现毛囊角化性丘疹。

14. ×。舌苔牛肉样鲜红色表明维生素 B_6 缺乏。

15. ×。钙缺乏引起婴儿惊厥。

16. √

17. ×。干瘦型营养不良的病人体重低于其标准体重的 60%。

18. √

19. √

20. √

21. √

22. √

23. √

24. √

25. √

26. ×。维生素 C 缺乏需 3～4 个月方可出现症状。

27. √

28. ×。儿童防治佝偻病应该使用维生素 D 和钙。

二、单项选择题

1. B 2. A 3. D 4. C 5. B 6. C 7. A 8. E 9. C 10. D 11. D 12. C 13. E
14. C 15. A 16. D 17. D 18. B 19. B 20. C 21. C 22. C 23. A 24. B 25. E
26. D 27. A 28. B 29. B 30. D 31. A 32. E 33. D 34. A 35. C 36. A 37. E
38. D 39. E 40. A 41. A 42. D 43. B 44. A 45. C 46. D 47. D 48. C 49. E
50. D

三、多项选择题

1. ABCD 2. ACE 3. ABCD 4. BCDE 5. ACDE 6. ABCE 7. AC 8. ACD
9. ABDE 10. ABCDE 11. DE 12. BCDE 13. ABCE 14. AB 15. ABCDE 16. ABCDE
17. ABCDE 18. ABDE 19. ABDE 20. ABCD 21. ABCDE 22. ABCD 23. AE
24. ACDE 25. DE 26. AC 27. ACD 28. AB 29. ACDE 30. ABCD 31. BDE 32. ABE
33. ACD 34. ACD 35. ABC 36. BD 37. ABCDE 38. ABC 39. ABCDE 40. ACE
41. ACD 42. BC 43. CD 44. ABCDE 45. ABC 46. CE 47. CD 48. ABCE
49. ABCDE 50. CDE 51. ABCE 52. ACDE

第八章 营养教育和社区营养管理基础

考 核 要 点

基础知识考核范围	考 核 要 点	重要程度
营养教育	1. 营养教育的实施步骤	熟悉
	2. 营养教育的相关理论	熟悉
社区营养管理	1. 社区营养管理概述	了解
	2. 社区动员	了解
	3. 社区居民营养与健康资料的收集	了解
	4. 营养改善项目	熟悉
	5. 社区营养教育	掌握
	6. 社区营养改善示例	了解

重点复习提示

一、营养教育

1. 营养教育的实施步骤

充分认识教育对象特别需要的营养健康信息,为制订计划提供可靠数据;确定干预目标,预先制订评价计划和预算经费;明确教育目标和教育对象,选择适宜的交流途径和制作有效的教育材料;做好教育前期准备;实施教育计划,确定宣传材料和活动时间表,将要宣传的营养内容传播给教育对象;通过近期、中期和远期的效果评价说明营养教育的效果。

2. 营养教育的相关理论

与营养教育相关的理论主要是健康传播理论和行为改变理论。目前运用较多也比较成熟的行为理论包括知信行理论模式、健康信念模式与计划行为理论等。

二、社区营养管理

1. 营养改善项目

营养改善项目首先对现存的营养问题进行综合分析,找出社区急需解决的重大问题;然后确定项目的目标;在此基础上对项目目标选择可行性干预措施和方案;在执行项目过程中,除了营养专业人员的工作以外,还应发动和依靠群众;评价营养改善措施主要围绕投入、产出、效果以及效益等四个方面来进行。

2. 社区营养教育

社区营养教育的基本交流模式有单向交流、双向交流、大众交流以及参与式交流。社区营养教育程序包括有针对性的设计营养教育计划,选择最佳的教育途径和有针对性的教育资料,进行预试验并根据反馈意见修改教育资料,然后按计划实施社区营养教育,最后对教育的效果进行综合评价并撰写评价报告。

辅导练习题

一、判断题(下列判断正确的请在括号内打"√",错误的请在括号内打"×")

1. 营养教育的主要对象共有3个,分别为:个体、各类组织机构、社区。( )
2. 营养教育是以改善人们营养状况为目标,通过营养科学的信息交流,帮助个体和群体获得食物与营养知识,形成科学合理饮食习惯的教育活动和过程,是健康教育的重要组成部分。( )
3. 营养教育工作者为了能够胜任工作,需要掌握营养与食品卫生学等方面的专业理论知识,了解社会以及文化因素对膳食营养状况的影响,具有社会心理学的科学基础,并有传播营养知识和现场组织协调研究的能力。( )
4. 应将营养知识纳入小学的教育内容,使学生懂得平衡膳食的原则,从幼年开始培养良好的饮食习惯。( )
5. 现代社会居民的大多数慢性疾病的发生和发展与其不良生活方式有关。( )
6. 无论作为独立的健康问题,还是作为其他健康问题的影响因素,运用健康教育与健康促进的理论和方法改变人们的膳食行为是必要的,而且是可行有效的。( )
7. 营养教育的实施步骤包括:制订营养教育计划,确定营养教育途径和资料,教育前期准备,实施营养教育计划,教育效果评价。( )
8. 营养教育的效果可通过近期、中期和远期的效果评价来说明。( )
9. 营养教育的近期效果主要指行为和相关危险因素的变化。( )

10. 营养教育的远期效果指人们营养健康状况和生活质量的变化。（　　）

11. 影响生活质量变化的指标有劳动生产力、智力、寿命、精神面貌的改善以及保健，医疗费用的降低等。（　　）

12. 健康传播是指以"人人健康"为出发点，运用各种传播媒介、渠道和方法，为维护和促进人类健康的目的而获取、制作、传递、交流、分享健康信息的过程。（　　）

13. 营养信息传播就是健康传播，是通过各种渠道，运用各种传播媒介和方法，为维护、改善个人和群体的营养状况与促进健康而制作、传递、分散和分享营养信息的过程。
（　　）

14. 行为理论包括知信行理论模式、健康信念模式与计划行为理论等。（　　）

15. 知信行理论模式是将人们行为的改变分为获取知识、产生信念及形成行为3个不连续过程。（　　）

16. 知信行理论模式认为行为的改变有3个关键步骤，按顺序分别为：接受知识、改变行为和确立信念。（　　）

17. 在健康信念模式中，是否采纳有利于健康的行为与下列5个因素有关：感知疾病的威胁，感知健康行为的益处和障碍，自我效能，社会人口学因素和提示因素。这些因素均可作为预测健康行为发生与否的因素。（　　）

18. 计划行为理论对不同健康相关行为的预测能力不尽相同。（　　）

19. 社区营养是指在社区内，运用营养科学理论、技术及社会性措施，研究和解决社区人群营养问题，包括食物生产和供给、膳食结构、饮食行为、社会经济、营养政策、营养教育及营养性疾病预防等方面的工作。（　　）

20. 由于经济发展不平衡，农村区域的主要营养问题，如膳食结构不合理，慢性病的发病率一般高于城市区域。（　　）

21. 在农村经济不发达地区，营养摄入不足导致的缺铁性贫血、维生素A缺乏、佝偻病等营养缺乏病发病率高于城市区域。（　　）

22. 开展社区营养管理工作的基本程序可分为5个步骤，按顺序依次为：现状调查、制订计划、确定项目目标、执行计划和评价效果。（　　）

23. 社区营养管理的主要工作内容有3个方面：了解社区人群营养和健康状况及影响因素，社区营养监测干预和评价，社区营养改善。（　　）

24. 社区动员主要涉及5个方面：社区卫生专业人员主动参与，促使社区人群主动参与营养工作，动员领导部门积极参与，动员非政府组织的参与，加强部门之间的沟通、协调和合作。（　　）

25. 社区动员的非政府组织主要包括各类团体组织，如国家和各省市自治区的营养学

会、食物与营养咨询委员会、学生营养与健康促进会、消费者协会、食品协会、老年协会、妇联、青联等。（　　）

26. 社区营养工作是一个单纯的部门工作，它不涉及卫生、教育、工商、新闻媒介等其他部门。（　　）

27. 社区营养工作也面临竞争，必须争取各级政府领导，将社区营养与改善人们生活质量及促进社会经济发展联系起来。（　　）

28. 在社区开展营养工作，需要收集的资料仅包括：人口调查资料、膳食营养调查资料、健康资料、经济状况、生活方式和供水情况。（　　）

29. 对农村居民进行膳食营养调查时，还需要了解当地不同季节的食物生产、储存和食用情况。（　　）

30. 对居民收集健康资料时，应包括不同年龄人群的身高、体重和其他体格测量资料，与营养有关的疾病发生率、死亡率及死亡原因等资料。（　　）

31. 资料获得途径包括：收集现有的统计资料、访谈、专题讨论和调查问卷。（　　）

32. 在获取居民健康资料时，工作人员不可从政府行政部门获得所需信息。（　　）

33. 居民健康调查问卷可采用现场调查、信函调查、电话调查等方法。（　　）

34. 在进行居民健康调查问卷时，电话调查回收率、准确性最高。面对面调查，自填式调查和信函调查覆盖面广，但回收率较低。（　　）

35. 在营养改善项目中，项目目标是陈述希望通过开展相关活动所要获得的结果和成果。（　　）

36. 确定营养改善项目时应主要考虑两个方面：第一，特定目标人群营养不良程度、性质和原因；第二，拟选干预措施的意义，干预的有效性，实施的可行性，成本效益，是否易于评估等。（　　）

37. 制订营养改善项目计划的要求应具有：有针对性，易于确定靶目标，低经费开支，易于评价。（　　）

38. 在执行营养改善计划过程中，只需要营养专业人员认真细致地工作。（　　）

39. 评价营养改善措施主要围绕四个方面：投入、产出、效果、效益。（　　）

40. 营养改善项目中的效益是指由于改善措施增进人体健康而可能带来的社会效益和经济效益。（　　）

41. 社区营养教育的基本交流模式包括：单向交流、双向交流、大众交流和参与式交流。（　　）

42. 社区营养教育中的单向交流的过程为：来源→信息→加工→渠道→解码→受者。（　　）

43. 社区营养教育程序按顺序应为：设计，选择教育途径和资料，准备营养教育资料和进行预试验，社区营养教育评价，社区营养教育实施。（   ）

44. 营养教育的设计不包括选择哪些评价指标和如何进行评价。（   ）

45. 社区营养教育评价的主要评价内容不包括：根据执行中的问题，对原计划是否需要进行补充。（   ）

46. 社区营养教育的实施应让居民知道如何调节膳食结构，做到科学饮食、合理营养，但不用认识疾病的营养防治措施。（   ）

47. 在社区高血压人群营养改善项目中，所采用的干预措施包括：开展社区营养教育活动、高危人群管理和健康人群的健康管理。（   ）

48. 在社区高血压人群营养改善项目中，营养教育的效果为高血压卫生知识的增加，态度、行为的改变。（   ）

49. 在社区高血压人群营养改善项目中，高血压管理制度的执行情况为血压、血脂的变化。（   ）

50. 在农村学龄前儿童营养不良改善项目中，发生营养不良的主要原因是缺乏足够的食品、不当的喂养方式及不良的环境卫生。食物生产供应不足、家庭收入少、食物购买力低是根本原因。（   ）

二、单项选择题（下列每题有多个选项，其中只有1个是正确的，请将其代号填写在横线空白处）

1. 营养教育的特点是_____。
   A. 仅传播营养知识　　　　　　B. 改善个体的膳食行为
   C. 多途径、低成本、覆盖面广　　D. 一对一的营养干预活动
   E. 仅针对临床病人开展的教育

2. 一个完善的营养教育项目应该包括_____个方面的工作。
   A. 三　　　　　　　　　　　　B. 四
   C. 五　　　　　　　　　　　　D. 六
   E. 七

3. 下列关于制订营养教育计划的说法，哪项是不正确的_____。
   A. 确定优先项目　　　　　　　B. 确定干预目标
   C. 制订实施计划　　　　　　　D. 制订评价计划
   E. 经费预算不是制订营养教育计划的内容

4. 营养教育资料选择的关键是_____。
   A. 材料适宜用于交流　　　　　B. 明确教育目标和教育对象

C. 存在现成的营养教育材料　　D. 已对教育对象有较清楚的了解

E. 已有具体的营养教育计划

5. 下列哪项资料在开展营养工作时不需要收集_____。

　　A. 健康资料　　　　　　　　B. 经济状况

　　C. 社交情况　　　　　　　　D. 文化教育程度

　　E. 生活方式

6. 下列哪项不属于社区居民营养与健康资料的收集途径_____。

　　A. 营养知识讲座　　　　　　B. 收集现在的统计资料

　　C. 访谈　　　　　　　　　　D. 专题讨论

　　E. 调查问卷

7. 营养教育取得成功的基础是_____。

　　A. 分析营养问题　　　　　　B. 收集营养教育材料

　　C. 有针对性地设计营养教育计划　　D. 执行营养教育计划

　　E. 评价营养教育效果

8. 下列哪个人群不是社区营养管理主要的工作对象_____。

　　A. 婴幼儿　　　　　　　　　B. 孕妇

　　C. 乳母　　　　　　　　　　D. 老年人

　　E. 青壮年

9. 下列哪项工作不属于开展社区营养工作的内容_____。

　　A. 周密细致地收集与社区居民营养健康有关的各种资料

　　B. 营养教育效果评价

　　C. 分析研究现状，确定存在的营养问题

　　D. 研究造成这些营养问题的可能原因及影响因素

　　E. 明确要优先解决的营养问题和干预的重点人群

10. 下列哪个是社区动员的主要对象_____。

　　A. 社区的基层组织　　　　　B. 家庭

　　C. 社区卫生专业人员　　　　D. 领导部门

　　E. 非政府组织

11. 社区营养工作的具体执行者是_____。

　　A. 基层社区卫生人员　　　　B. 领导部门

　　C. 非政府组织　　　　　　　D. 家庭

　　E. 社区的基层组织

12. 开展社区营养管理工作的基本程序分为_____个步骤。
    A. 三   B. 四
    C. 五   D. 六
    E. 七

13. 预先制定的营养教育评价计划一般不包括下列哪项_____。
    A. 评价方法   B. 评价指标
    C. 经费预算   D. 实施评价的机构和人员
    E. 实施评价的时间及结果的使用等

14. 营养教育的近期效果是指_____。
    A. 知识、态度、信息、服务的变化   B. 行为和相关危险因素的变化
    C. 营养健康状况和生活质量的变化   D. 精神面貌改善
    E. 保健、医疗费用的降低

15. 营养教育的中期效果是指_____。
    A. 目标人群的知识、态度、信息、服务的变化
    B. 行为和相关危险因素的变化
    C. 营养健康状况和生活质量的变化
    D. 精神面貌改善
    E. 保健、医疗费用的降低

16. 营养教育的远期效果是指_____。
    A. 知识、态度、信息、服务的变化   B. 营养健康状况和生活质量的变化
    C. 行为和相关危险因素的变化   D. 目标人群根据食品营养来选择食物
    E. 目标人群比接受营养教育前注重体育锻炼

17. 广泛开展营养与健康知识宣传教育的理论基础是_____。
    A. 营养教育   B. 社区动员
    C. 营养咨询   D. 行为改变理论
    E. 营养信息传播理论

18. 营养改善项目总体计划内容不包括_____。
    A. 对项目背景的描述   B. 总目标及分目标
    C. 经费预算   D. 时间安排
    E. 对总体计划的评价

19. 社区营养工作一般不包括下列哪项工作_____。
    A. 慢病治疗   B. 营养调查

C. 营养干预　　　　　　　　　　　　D. 营养预测

　　E. 营养教育

20. 健康信念模式的缺点存在于下列哪个方面_____。

　　A. 解释和预测健康相关行为　　　　　B. 模式的效度和可信度检验

　　C. 帮助设计健康教育调查研究　　　　D. 帮助设计健康教育调查的问题分析

　　E. 指导健康教育干预

21. 应用传播策略影响社区居民，促使相关个人及组织掌握知识，转变态度并做出有利于健康的行为，这种活动指_____。

　　A. 健康传播活动　　　　　　　　　　B. 健康教育活动

　　C. 健康干预活动　　　　　　　　　　D. 健康咨询活动

　　E. 健康监测活动

22. 下列关于知信行理论模式的叙述，正确的是_____。

　　A. "知"是知识，"信"是正确的信念，"行"指的是行动

　　B. 行为改变的关键步骤是确立信念

　　C. 只要获得了知识和信息，最终总会导致行为改变

　　D. 态度是行为改变的动力

　　E. 知识是行为的基础

23. 对教育对象进行营养教育的宣传途径一般不包括_____。

　　A. 个体传播　　　　　　　　　　　　B. 面对面交流

　　C. 散发小册子　　　　　　　　　　　D. 讲课

　　E. 大众传播

24. 营养教育以_____为目标。

　　A. 提高人民健康水平为目标　　　　　B. 改善人民营养状况为目标

　　C. 发展人民健康事业为目标　　　　　D. 建立人民健康档案为目标

25. 营养教育是_____的重要组成部分。

　　A. 素质教育　　　　　　　　　　　　B. 德育教育

　　C. 健康教育　　　　　　　　　　　　D. 价值观教育

26. 营养教育的特点是_____。

　　A. 途径少　　　　　　　　　　　　　B. 成本高

　　C. 受众低　　　　　　　　　　　　　D. 覆盖面广

27. 营养教育作为一种干预活动，其特点是_____。

　　A. 有计划　　　　　　　　　　　　　B. 无评价

C. 有个体组织　　　　　　　　　D. 有媒介

28. 我国的营养教育在近十年中取得了快速发展，特别是在_____方面。
   A. 大学生营养教育　　　　　　B. 中学生营养教育
   C. 小学生营养教育　　　　　　D. 幼儿园儿童和家长的教育

29. 传播是人类通过_____交流信息的活动。
   A. 语言和符号　　　　　　　　B. 语言和媒介
   C. 符号和示意　　　　　　　　D. 符号和媒介

30. 知信行理论模式英文为_____。
   A. knowledge, attitude and process　　B. knowledge, belief and progress
   C. knowledge, attitude and practice　　D. knowledge, attitude and progress

31. 健康信念模式是运用_____解释健康相关行为的理论模式。
   A. 社会学方法　　　　　　　　B. 社会认识学方法
   C. 社会心理学方法　　　　　　D. 社会价值学方法

32. 社区是一个_____的区域。
   A. 传统性明确　　　　　　　　B. 人口数量无限制
   C. 可统计　　　　　　　　　　D. 有代表性

33. 开展营养与健康知识宣传教育的理论基础有_____。
   A. 营养信息传播理论　　　　　B. 营养信息收集理论
   C. 营养信息分布理论　　　　　D. 营养信息汇总理论

34. 社区营养工作的具体执行者是_____。
   A. 基层居民委员会　　　　　　B. 基层社区卫生人员
   C. 基层社区派出所　　　　　　D. 基层社区物业管理单位

35. _____是开展社区营养工作的基本场所。
   A. 诊所　　　　　　　　　　　B. 居委会
   C. 社区　　　　　　　　　　　D. 家庭

36. _____是组成社区的基本细胞。
   A. 居委会　　　　　　　　　　B. 家庭
   C. 个体　　　　　　　　　　　D. 各房产小区

37. 推动_____的参与是社区营养工作的社会基础。
   A. 政府领导　　　　　　　　　B. 居委会
   C. 个人　　　　　　　　　　　D. 家庭

38. 信函调查的特点是_____。

A. 覆盖面窄 B. 内容准确
C. 回收率低 D. 节省成本

39. 问卷调查的特点是_____。
    A. 回收率高 B. 准确性低
    C. 费时费力 D. 调查对象文化程度低

40. 自填式调查的特点是_____。
    A. 节省时间 B. 回收率高
    C. 内容准确 D. 覆盖面小

41. 下列属于非政府组织的是_____。
    A. 团委 B. 妇联
    C. 派出所 D. 工商所

42. 在制订营养改善项目总计划时，应能够针对项目所选定的_____产生效果。
    A. 暴露人群 B. 受众人群
    C. 高危人群 D. 普通人群

43. 下列属于营养改善措施投入项目的是_____。
    A. 经费和劳动力 B. 经济效益
    C. 营养改善的效果 D. 增加食物生产

44. 单向交流的过程为_____。
    A. 来源→加工→信息→渠道→解码→受者
    B. 来源→加工→信息→解码→渠道→受者
    C. 来源→加工→解码→渠道→信息→受者
    D. 来源→解码→加工→渠道→信息→受者

45. 下列哪个属于营养改善项目中的营养分析_____。
    A. 考虑特定目标人群的营养不良程度 B. 对项目背景的描述
    C. 对实施可行性的评估 D. 经费预算

46. 营养教育效果评价的按期效果包括_____。
    A. 目标人群的知识、态度、信息、生理的变化
    B. 目标人群的知识、态度、信息、服务的变化
    C. 目标人群的知识、行为、信息、服务的变化
    D. 目标人群的知识、态度、心理、生理的变化

47. 国际上以_____为主要干预手段的健康教育及作为采用综合策略的健康促进项目的一个部分而开展的传播活动被称为健康传播活动或项目。

A. 媒体传播 B. 宣教传播
C. 平面传播 D. 信息传播

48. 知信行理论模式认为行为的改变有3个关键步骤，分别为_____。
    A. 传播知识、确立信念、改变行为　　B. 接受知识、改变信念、注意行为
    C. 接受知识、确立信念、改变行为　　D. 传播知识、改变信念、注意行为

49. 开展社区营养管理工作的基础程序可分为下列哪个步骤_____。
    A. 现状调查、确定项目目标、制订计划、执行计划、汇报效果
    B. 现状调查、确定项目目标、制订计划、执行计划、评价效果
    C. 性别调查、确定项目目标、制订计划、执行计划、汇报效果
    D. 人口调查、确定项目目标、制订计划、执行计划、评价效果

50. 社区按功能可划分为_____。
    A. 企业、事业单位、机关、学校和居民生活区
    B. 企业、事业单位、派出所、学校和居民生活区
    C. 公司、服务机构、机关、学校和居民生活区
    D. 执法单位、事业单位、机关、学校和居民生活区

三、多项选择题（下列每题中的多个选项中，有2个以上是正确的，请将正确答案的代号填在横线空白处）

1. 营养教育是_____。
   A. 以改善人民营养状况为目标　　B. 通过营养科学的信息交流进行
   C. 帮助个体或群体获得营养知识　　D. 形成科学合理饮食习惯
   E. 健康教育的重要组成部分

2. 营养教育的对象包括_____。
   A. 个体　　B. 各类组织机构
   C. 社区　　D. 政府部门
   E. 临床营养工作的对象

3. 营养工作者为了能够胜任工作，需要具备下述知识和技能_____。
   A. 掌握营养与食品卫生学、食品学、预防医学、卫生经济学等方面的专业理论知识
   B. 了解社会、经济、有关政策以及文化因素对膳食营养状况的影响
   C. 具有社会心理学、认知、教育以及行为科学的基础
   D. 具有传播营养知识的能力
   E. 具有法律法规的专业理论知识

4. 营养教育的主要工作领域包括_____。

A. 对在校学生进行必要的膳食干预和营养知识传播

B. 将营养工作内容纳入到初级卫生保健服务体系

C. 广泛开展群众性营养宣传活动

D. 对餐饮业、医疗卫生、疾病控制等部分的有关人员进行营养知识培训

E. 将营养知识纳入中小学的教育内容

5. 一个完善的营养教育项目应该包括下述_____方面的内容。

  A. 了解教育对象   B. 制订营养教育计划

  C. 确定营养教育途径和资源   D. 教育前期准备

  E. 实施营养教育计划并进行效果评价

6. 制订营养教育计划的内容包括_____。

  A. 确定优先项目   B. 确定干预目标

  C. 制订实施计划   D. 制订评价计划

  E. 经费预算

7. 知信行理论模式认为行为的改变包括_____等步骤。

  A. 接受知识   B. 认识错误

  C. 确立信念   D. 自我学习

  E. 行为改变

8. 一个传播过程由_____等要素构成。

  A. 传播者   B. 受传者

  C. 信息   D. 传播媒介

  E. 反馈

9. 运用较多也比较成熟的行为理论包括_____。

  A. 知信行理论模式   B. 健康传播理论

  C. 健康信念模式   D. 计划行为理论

  E. 健康促进理论

10. 健康信念模式中是否采纳有利于健康的行为与_____等因素有关。

  A. 感知疾病的威胁   B. 感知健康行为的益处和障碍

  C. 自我效能   D. 社会人口学因素

  E. 提示因素

11. 开展社区营养管理工作的基本程序由_____等步骤组成。

  A. 现状调查   B. 确定项目目标

  C. 制订计划   D. 执行计划

E. 评价效果

12. 社区营养管理的主要工作内容有_____。
    A. 了解社区人群营养和健康状况及其影响因素
    B. 动员社区人群积极参与营养工作
    C. 社区营养监测、干预和评价
    D. 社区营养改善
    E. 制订营养教育计划

13. 社区动员主要涉及_____。
    A. 社区卫生专业人员参与   B. 促使社区人群主动参与营养工作
    C. 动员领导部门积极参与   D. 动员非政府组织的参与
    E. 加强部门之间的沟通、协调和合作

14. 社区居民营养与健康资料的收集包括_____。
    A. 人口调查资料   B. 膳食营养调查资料
    C. 健康资料   D. 宗教信仰
    E. 供水情况

15. 营养改善项目包括_____。
    A. 分析营养问题   B. 确定项目目标
    C. 制订计划   D. 执行计划
    E. 项目评价

16. 确定营养改善项目目标时应考虑_____。
    A. 确定目标人群的营养问题   B. 干预项目的可行性
    C. 干预措施的意义   D. 干预措施的有效性
    E. 干预措施的成本效益

17. 制定营养改善项目计划的要求包括_____。
    A. 针对性   B. 可行性
    C. 易于确定靶目标   D. 低经费开支
    E. 易于评价

18. 营养改善项目评价主要围绕_____等方面进行。
    A. 投入   B. 产出
    C. 效果   D. 效益
    E. 居民接受度

19. 社区营养教育的基本交流模式有_____。

A. 单向交流　　　　　　　　B. 双向交流

C. 大众交流　　　　　　　　D. 参与式交流

E. 教学交流

20. 社区营养教育程序有_____。

　　A. 设计　　　　　　　　　　B. 选择途径

　　C. 准备资料和预试验　　　　D. 实施

　　E. 评价

21. 属于社区营养教育程序设计应包括_____。

　　A. 确定教育对象　　　　　　B. 明确教育目的

　　C. 可用于宣传的营养知识　　D. 确定目标

　　E. 确定评价指标和评价方法

22. 社区营养教育评价的内容包括_____。

　　A. 是否达到目标　　　　　　B. 实施营养教育产生的效果

　　C. 是否按计划执行　　　　　D. 分析影响效果的原因

　　E. 取得成功的经验

23. 在制订营养改善项目计划时，属总体计划的主要内容有_____。

　　A. 项目背景描述　　　　　　B. 总目标及分目标

　　C. 拟采取的营养干预措施　　D. 时间安排

　　E. 执行组织及其参加人员名单

24. 社区营养改善措施可以是_____。

　　A. 进行营养教育和咨询服务　B. 改善卫生条件

　　C. 推行食品强化　　　　　　D. 补充营养素，防治营养缺乏病

　　E. 调整膳食结构，预防慢性疾病

25. 可以从下列哪些部门中获得社区居民营养与健康资料_____。

　　A. 政府行政部门　　　　　　B. 科研学术部门

　　C. 医院　　　　　　　　　　D. 疾病控制中心

　　E. 妇幼保健院

26. 对所存在的营养问题进行综合分析时，应弄清的问题有_____。

　　A. 人群分布　　　　　　　　B. 存在何种营养性疾病

　　C. 营养性疾病的程度　　　　D. 疾病产生的原因

　　E. 该疾病将产生的影响

27. 营养改善项目报告制度包括_____。

A. 工作进展报告 B. 经费报告
C. 总结报告 D. 评价报告
E. 以上均是

28. 在选择社区营养教育途径和资料时，应该_____。

    A. 明确教育目标和教育对象 B. 选择有针对性的教育材料
    C. 尽量利用现有的营养宣教材料 D. 选择营养宣教的最佳途径
    E. 做到宣教内容和宣教形式最佳结合

29. 进行社区营养教育的方式有_____。

    A. 举办营养培训班 B. 散发营养教育材料
    C. 组织营养知识讨论会 D. 一对一的营养咨询
    E. 通过媒体普及营养知识及健康信息

30. 营养教育的目的在于_____。

    A. 提高各类人群对营养与健康的认识
    B. 消除或减少不利于健康的膳食营养因素
    C. 改善营养状况
    D. 预防营养性疾病的发生
    E. 提高人们的健康水平和生活质量

31. 营养教育工作者需要具备的知识和技能有_____。

    A. 营养与食品卫生学、食品科学、预防医学等方面的专业理论知识
    B. 社会、经济和文化因素对膳食营养状况的影响
    C. 社会心理学、认知、教育以及行为科学的基础
    D. 一定的现场组织协调和研究能力
    E. 交流、传播知识的能力

32. 营养教育的主要工作领域和对象有_____。

    A. 餐饮业 B. 疾病控制
    C. 中小学校 D. 住院病人
    E. 农民工

33. 营养教育适合的宣传方式有_____。

    A. 电影 B. 广播
    C. 小册子 D. 录像带
    E. 讲课

34. 营养教育的途径有_____。

A. 电影 B. 面对面交流
C. 讲课 D. 个体传播
E. 大众传播

35. 传播的特点包括_____。
A. 社会性 B. 普遍性
C. 互动性 D. 共享性
E. 符号性

36. 可以使社区卫生专业人员自觉参与到社区营养工作的措施为_____。
A. 加强培训 B. 提高其责任意识
C. 提高知识水平 D. 提高实践技能
E. 提高酬薪

37. 政府部门可以参与到社区营养教育中的工作包括_____。
A. 社区保健 B. 计划生育
C. 预防接种 D. 发放资料
E. 信息收集

38. 社区居民的健康资料包括_____。
A. 不同年龄人群的身高 B. 不同年龄人群的体重
C. 疾病发生率 D. 死亡率
E. 死亡原因

39. 评价营养改善措施主要围绕_____等方面进行。
A. 投入 B. 产出
C. 效果 D. 方法
E. 效益

40. 在收集社区营养与健康资料时，访谈作为一种资料获得的途径，其访谈对象有_____。
A. 派出所民警 B. 社区居民
C. 专家教授 D. 医务人员
E. 社区领导

41. 常见慢性疾病有_____。
A. 肥胖 B. 肿瘤
C. 骨质疏松 D. 糖尿病
E. 缺铁性贫血

42. 在健康教育中，人们最常用的手段是_____。
    A. 人际关系   B. 人际传播
    C. 群体传播   D. 群体互惠
    E. 群体受益

43. 属于社区营养教育评价的内容为_____。
    A. 计划目标是否达到   B. 效果是否突出
    C. 无效的原因   D. 成功经验
    E. 是否需要对原计划进行补充

44. 目前运用较多的行为理论有_____。
    A. 计划行为理论   B. 统筹行为理论
    C. 健康信念模式   D. 健康金字塔模式
    E. 知信行理论模式

45. 营养教育的实施中，教育效果的评价有下列哪些类型_____。
    A. 远期评价效果   B. 理论评价效果
    C. 计划评价效果   D. 中期评价效果
    E. 近期评价效果

46. 影响生活质量变化的指标有_____。
    A. 劳动生产力   B. 智力
    C. 寿命   D. 精神面貌
    E. 保健医疗费用的降低

47. 卫生事业发展的战略措施包括_____。
    A. 卫生教育   B. 健康教育
    C. 医疗改革   D. 全民健身计划
    E. 健康促进

48. 社区营养可以研究和解决的社区人群营养问题包括_____。
    A. 食物生产和供给   B. 膳食结构
    C. 饮食行为   D. 社会经济
    E. 营养政策

49. 农村经济不发达地区可能会出现的营养缺乏病有_____。
    A. 佝偻病   B. 缺铁性贫血
    C. 维生素 A 缺乏   D. 动脉硬化
    E. 夜盲症

参考答案及说明

一、判断题

1. ×。营养教育的主要对象还有政府部门。
2. √
3. √
4. √
5. √
6. √
7. ×。营养教育的实施步骤中还缺少了解教育对象。
8. √
9. ×。近期效果指目标人群的知识、态度、信息、服务的变化。
10. √
11. √
12. √
13. ×。营养信息传播是健康传播的一个组成部分。
14. √
15. ×。知信行理论模式包括3个连续过程。
16. ×。顺序为：接受知识、确立信念和改变行为。
17. √
18. √
19. √
20. ×。城市的主要营养问题高于农村。
21. √
22. ×。现状调查、确定项目目标、制订计划、执行计划和评价效果。
23. √
24. √
25. √
26. ×。社区营养工作经常涉及卫生、教育、工商、新闻媒介等其他部门。
27. √
28. ×。需要收集的资料还包括文化教育程度和宗教信仰。

29. √

30. √

31. √

32. ×。工作人员可从政府行政部门获得所需信息。

33. √

34. ×。面对面调查回收率和准确率最高，信函调查和电话调查覆盖面广，但回收率较低。

35. √

36. ×。应主要考虑三个方面：干预项目涉及的范围、拥有的资源、社区参与等因素。

37. ×。制订营养改善项目计划的要求还应具有可行性。

38. ×。在执行营养改善计划过程中，还应强调广泛发动和依靠群众，并注意保持部门间密切配合。

39. √

40. √

41. √

42. ×。单向交流的过程应为：来源→加工→信息→渠道→解码→受者。

43. ×。应为：选择教育途径和资料，准备营养教育资料和进行预试验，社区营养教育实施和社区营养教育评价。

44. ×。选择哪些评价指标和如何进行评价应包括在营养教育的设计中。

45. ×。根据执行中的问题，对原计划是否需要进行补充应包括在主要评价内容中。

46. ×。需要使居民认识某些疾病的营养防治措施。

47. √

48. √

49. √

50. √

二、单项选择题

1. C 2. D 3. E 4. B 5. C 6. A 7. C 8. E 9. B 10. A 11. A 12. C 13. C
14. A 15. B 16. B 17. E 18. E 19. A 20. B 21. A 22. E 23. C 24. B 25. C
26. D 27. A 28. D 29. D 30. C 31. C 32. D 33. A 34. C 35. D 36. B 37. D
38. C 39. A 40. A 41. B 42. C 43. A 44. A 45. D 46. B 47. D 48. C 49. B
50. A

三、多项选择题

1. ABCDE 2. ABCDE 3. ABCD 4. BCDE 5. ABCDE 6. ABCDE 7. ACE
8. ABCDE 9. ACD 10. ABCDE 11. ABCDE 12. ACD 13. ABCDE 14. ABCDE
15. ABCDE 16. ABCDE 17. ABCDE 18. ABCD 19. ABCD 20. ABCDE 21. ABCDE
22. ABCDE 23. ABCDE 24. ABCDE 25. ABCDE 26. ABCD 27. ABCDE 28. ABCDE
29. ABCDE 30. ABCDE 31. ABCDE 32. ABC 33. CDE 34. BCDE 35. ABCDE
36. ABCD 37. ABC 38. ABCDE 39. ABCE 40. BCDE 41. ABCDE 42. BC
43. ABCDE 44. ACE 45. ADE 46. ABCDE 47. BE 48. ABCDE 49. ABCE

第九章　相关法律法规

考 核 要 点

基础知识考核范围	考 核 要 点	重要程度
《中华人民共和国食品卫生法》相关知识	1. 概况	熟悉
	2. 主要内容	掌握
	3. 食品卫生法修改的意义和目的	掌握
《食品添加剂卫生管理办法》相关知识	1. 食品添加剂定义	掌握
	2. 主要内容	熟悉
	3. 2008年修改主要内容	熟悉
《中国食物与营养发展纲要（2001—2010）》相关知识	1. 2010年食物与营养发展总体目标	掌握
	2. 食物与营养发展的重点领域	掌握
	3. 食物与营养发展的重点地区	掌握
	4. 食物与营养发展的重点人群	掌握
	5. 促进食物与营养发展的政策措施	熟悉

重点复习提示

一、《中华人民共和国食品卫生法》相关知识

《中华人民共和国食品卫生法》对食品卫生，添加剂卫生，食品容器、包装材料和食品用工具设备的卫生要求进行限定。

二、《食品添加剂卫生管理办法》相关知识

1. 食品添加剂定义

食品添加剂是指为改善食品品质和色、香、味，以及为防腐和加工工艺的需要而加入食品中的化学合成或天然物质。复合食品添加剂是指由两种以上单一品种的食品添加剂经物理

混匀而成的食品添加剂。

2. 主要内容

（1）明确规定了需申报审批的食品添加剂范围。

（2）对食品添加剂生产经营和使用作出严格规定。

（3）对食品添加剂的标识和说明书的要求。

（4）明确各级卫生行政部门对食品添加剂卫生监督的职能。

（5）对违法者处罚的规定。

（6）对添加剂的含义进行诠释。

三、《中国食物与营养发展纲要（2001—2010）》相关知识

1. 2010 年食物与营养发展总体目标

保障合理的营养素摄入量；保障合理的食物摄入量；保障充足的食物供给；降低营养不良性疾病的发病率。

2. 食物与营养发展的重点领域、地区与群体

食物与营养发展的重点领域：奶类产业、大豆产业和食品加工业。

食物与营养发展的重点地区：农村地区和西部地区。

营养改善的重点人群：儿童青少年人群，妇幼人群和老年人群。

3. 促进食物与营养发展的政策措施

调整结构，提高食物综合供给能力；加强法制建设，保护食物资源环境；依靠科技进步，提高全民营养意识；改善居民营养结构，保障我国食物安全；加强对食物与营养工作的领导。

辅导练习题

一、判断题（下列判断正确的请在括号内打"√"，错误的请在括号内打"×"）

1. 食品添加剂是指在食品生产、加工、保藏等过程中加入食品中的少量的化学合成物质或天然物质。（   ）

2. 食品添加剂可分为天然食品添加剂与化学合成食品添加剂两大类。（   ）

3. 天然食品添加剂是通过化学手段，使元素或化合物发生包括氧化、还原、缩合、聚合、成盐等合成反应所得到的物质。（   ）

4. 化学合成食品添加剂是利用动植物或微生物的代谢产物等为原料，经提取所得到的天然物质。（   ）

5. 所有的化学合成食品添加剂对人体不具有毒性，无限制的使用，不会引起毒理表现。
（　　）
6. 常用的甜味剂有糖精钠、甜蜜素、甜菊糖苷、抗氧化剂。（　　）
7. 糖精钠、甜蜜素不是人工合成的甜味剂。（　　）
8. 甜菊糖苷是从植物甜叶菊中提取的天然甜味剂。（　　）
9. 糖精钠被摄食后，在人体内分解、吸收、供给热能，具有营养价值。（　　）
10. 甜糖菊苷是从菊科植物甜叶菊提取的甜味剂，甜度约为蔗糖的300倍。（　　）
11. 甜糖菊苷的测定方法有滴定法和比色法。（　　）
12. 为了阻止或抑制微生物的繁殖，延长食品的保藏期而加入食品中的添加剂称为防腐剂。（　　）
13. 我国目前不允许使用的防腐剂有山梨酸、苯甲酸及它们的盐类。（　　）
14. 苯甲酸为白色有丝光的鳞片或针状结晶，质轻、无臭，有吸湿性。（　　）
15. 我国规定硝酸钠和亚硝酸钠不能用于肉类罐头和肉类制品。（　　）
16. 能破坏、抑制食品的发色因素，使色素退色或使食品免予褐变的添加剂称为漂白剂。（　　）
17. 亚硫酸盐类不能产生还原性的亚硫酸。（　　）
18. 亚硫酸能消耗组织中的氧，抑制耗氧性微生物的活力，并能抑制某些微生物活动所必需的镁的活性，具有一般酸性防腐剂的特性。（　　）
19. 亚硫酸不是强还原剂，故没有显著的抗氧化性。（　　）
20. 果干、果脯、蔗糖、果蔬罐头等在加工过程中，常采用熏硫法或亚硫酸溶液浸渍法进行漂白，以防褐变。（　　）
21. 我国食品卫生标准规定，亚硫酸钠、低亚硫酸钠、焦亚硫酸钠或亚硫酸氢钠不可以用于蜜饯类、饼干、罐头、葡萄糖、食糖、冰糖等食品的漂白。（　　）
22. 食品中亚硫酸盐的定量测定，通常采用盐酸副玫瑰苯胺法。（　　）
23. 能阻止或延迟食品氧化，以提高食品的稳定性和延长储存期的物质称为抗氧化剂。（　　）
24. 食品中的脂肪在长期储存中其质量不会逐渐变坏，不会产生不愉快的气味和味道。（　　）
25. 防止油脂酸败的关键在于防止其自身氧化。为了达到此目的，常在油脂或含脂肪较高的食品中加入一些抗氧化剂。（　　）
26. 我国允许使用并制定有国家标准的合成抗氧化剂只有两种：丁基羟基茴香醚和二丁基羟基甲苯。（　　）

27. 丁基羟基茴香醚和二丁基羟基甲苯的使用范围为油脂、油炸食品、干鱼制品、饼干、速煮面、干制食品和罐头等。（ ）

28. 世界批准使用的食品添加剂已达 3 000 种以上，我国也已批准使用 1 000 多种。（ ）

29. 没食子酸丙酯与丁基羟基茴香醚和二丁基羟基甲苯的使用范围相同。（ ）

30. 丁基羟基茴香醚和二丁基羟基甲苯允许的最大使用量为 0.2 g/kg。（ ）

31. 没食子酸丙酯允许的最大使用量为 0.1 g/kg。（ ）

32. 丁基羟基茴香醚、二丁基羟基甲苯和没食子酸丙酯三种抗氧化剂混合使用时，丁基羟基茴香醚和二丁基羟基甲苯的总量不能超过 0.1 g/kg，没食子酸丙酯不能超过 0.05 g/kg。（ ）

33. 食用合成色素是以食品着色为目的的食品添加剂。（ ）

34. 食品中使用色素是为了改善食品的感官性状从而使人们乐于食用。（ ）

35. 食用色素大致可分为天然色素和人工合成色素。（ ）

36. 人工合成色素和天然色素一样安全。（ ）

37. 目前在食品生产中我国允许使用的人工合成色素有苋菜红、胭脂红、赤藓红、新红、柠檬黄、日落黄、靛蓝、亮蓝等。（ ）

38. 国家发布的"食品添加剂使用卫生标准"中对食用合成色素的使用范围及最大使用量未作规定。（ ）

39. 高效液相色谱测定方法适用于清凉饮料、配置酒、糖、果汁等食品中酸性人工合成色素的测定。（ ）

40. 油脂中 BHT 的测定是使样品通过水蒸气蒸馏、BHT 分离，用甲醇吸收，遇邻联二茴香胺与亚硝酸钠溶液生成橙红色化合物，用三氯甲烷提取，与标准比较定量。（ ）

41. 食品加工过程中使用适量的亚硫酸盐类，对人体有害。（ ）

42. 细菌、霉菌和酵母之类微生物的侵袭是导致食品败坏的主要因素。（ ）

43. 在一定条件下，配合使用防腐剂作为一种保藏的辅助手段，对防止某些易腐食品的损失有显著的效果。（ ）

44. 防腐剂使用简便，一般不需要什么特殊设备，甚至可使食品在常温及简易包装的条件下短期储藏，在经济上较各种冷热保藏方法优越。（ ）

45. 随着速冻或其他保藏新工艺的不断发展，防腐剂可逐步减少使用。（ ）

46. 甜菊糖苷是一种低热量甜味剂，具有抗糖尿病、健胃、调节胃酸、促进新陈代谢、消除疲劳的功效。（ ）

47. 食品中糖精钠的测定通常采用高效液相色谱法、紫外分光光度法和薄层色谱法。
（　　）

48. 长期以来糖精钠一直在食品工业生产中广泛地应用，在其产品检验中，无含量超标的现象。（　　）

49. 添加剂的分类是根据其用途及性能进行划分的。（　　）

二、单项选择题（下列每题有4个选项，其中只有1个是正确的，请将其代号填写在横线空白处）

1. 食物与营养发展的重点领域是_____。
   A. 奶类、大豆和瘦肉　　　　　　B. 大豆产业、奶类和粮食
   C. 粮食、食品加工和奶类　　　　D. 奶类、大豆产业和食品加工业

2. 食物与营养发展的重点地区是_____。
   A. 中部地区和东部地区　　　　　B. 西北地区和东南地区
   C. 城市地区和西部地区　　　　　D. 农村地区和西部地区

3. 营养改善的重点人群是_____。
   A. 儿童少年人群、妇幼人群和老年人群
   B. 婴幼儿、老年和少年人群
   C. 老年人群、青年人群和学龄儿童
   D. 婴幼儿、儿童少年人群和妇幼人群

4. 天然色素的优势是_____。
   A. 安全性高　　　　　　　　　　B. 稳定性高
   C. 易着色　　　　　　　　　　　D. 色泽艳丽

5. 亚硫酸能破坏_____的存在。
   A. 维生素A　　　　　　　　　　B. 维生素B_{11}
   C. 维生素B_{12}　　　　　　　D. 维生素B_1

6. _____是表现肉鲜红色的主要成分。
   A. 血红蛋白　　　　　　　　　　B. 醇溶蛋白
   C. 红血球　　　　　　　　　　　D. 肌红蛋白

7. 摄取过多的亚硝酸盐，可使血液中正常的血红蛋白变为_____而推动携氧能力，导致组织缺氧。
   A. 亚铁血红蛋白　　　　　　　　B. 正铁血红蛋白
   C. 无铁血红蛋白　　　　　　　　D. 缺铁血红蛋白

8. 山梨酸较之苯甲酸，其pH值适应范围_____。

A. 窄 　　　　　　　　　　　　　B. 广

C. 相同 　　　　　　　　　　　　D. 无法比较

9. 糖精在常温下长时间放置，其甜味会_____。

A. 升高 　　　　　　　　　　　　B. 下降

C. 先升高，后下降 　　　　　　　D. 无变化

10. 我国规定_____不得使用糖精。

A. 保健食品 　　　　　　　　　　B. 老年食品

C. 婴幼儿食品 　　　　　　　　　D. 调理食品

三、多项选择题（下列每题中的多个选项中，至少有2个是正确的，请将正确答案的代号填在横线空白处）

1. 食品卫生法规定，食品应满足_____要求。

A. 应当无毒无害，符合卫生和营养要求 　B. 清淡少盐

C. 具有相应的感官性状 　　　　　　　　D. 符合相应的营养、卫生标准

E. 食品中不得加入药物

2. 2010年食物与营养发展总体目标是_____。

A. 保障合理的营养素摄入量 　　　　B. 保障合理的食物摄入量

C. 保障充足的食物供给 　　　　　　D. 降低营养不良性疾病发病率

E. 提高奶类及其制品在膳食中的比例

3. 下列哪些是我国允许使用的食用合成色素_____。

A. 苋菜红 　　　　　　　　　　　B. 胭脂红

C. 赤藓红 　　　　　　　　　　　D. 新红

E. 亮蓝

4. 非食用色素包括_____。

A. 酸性色素 　　　　　　　　　　B. 碱性色素

C. 直接色素 　　　　　　　　　　D. 无机颜料

E. 姜黄素

5. 漂白剂的主要作用有_____。

A. 漂白作用 　　　　　　　　　　B. 氧化作用

C. 还原作用 　　　　　　　　　　D. 增白作用

E. 抑制微生物作用

6. 在果蔬罐头的生产中用亚硫酸及其盐类处理果蔬，可以产生_____作用。

A. 防腐 　　　　　　　　　　　　B. 抑酶

C. 减少褐变   D. 漂白

E. 还原

7. 最常用的发色剂有_____。

A. 硝酸盐   B. 亚硝酸盐

C. 亚硫酸盐   D. 过氧化苯甲酰

E. 过硫酸钠

8. 目前，我国允许使用并制定了国家标准的食品添加剂有_____。

A. 防腐剂   B. 抗氧化剂

C. 发色剂   D. 漂白剂

E. 营养强化剂

9. 下列属于防腐剂的有_____。

A. 山梨酸钾   B. 苯甲酸钠

C. 对羟基苯甲酸   D. 丁基羟基茴香醚

E. 苯甲酸

10. 硫熏的作用，下列说法正确的是_____。

A. 使果片表面细胞破坏，促进干燥

B. 破坏酶系统，阻止氧化作用

C. 使果脯保持较好的色泽

D. 保护果实中的维生素 C

E. 阻止单宁的氧化，防止果实变成棕褐色

参考答案及说明

一、判断题

1. √

2. √

3. ×。天然食品添加剂是利用动植物或微生物的代谢产物等为原料，经提取所得的天然物质。

4. ×。化学合成食品添加剂是通过化学手段，使元素或化合物发生包括氧化、还原、缩合、聚合、成盐等合成反应所得到的物质。

5. ×。化学合成食品添加剂有些对人体具有一定的毒性，如无限制地使用，可能引起各种形式的毒理表现。

6. ×。常用的甜味剂有糖精钠、甜蜜素、甜菊糖苷。

7. ×。糖精钠、甜蜜素是人工合成的甜味剂。

8. √

9. ×。糖精钠是限制使用的甜味剂，被摄食后，在人体内不分解、不吸收，将随尿排出，不能供给热能、无营养价值，对其使用的安全性至今尚未有定论。

10. √

11. √

12. √

13. ×。我国目前允许使用的防腐剂主要有山梨酸、苯甲酸及它们的盐类。

14. √

15. ×。我国规定硝酸钠和亚硝酸钠只能用于肉类罐头和肉类制品。

16. √

17. ×。亚硫酸盐类均能产生还原性的亚硫酸。

18. √

19. ×。亚硫酸是强还原剂，故有显著的抗氧化性。

20. √

21. ×。我国食品卫生标准规定，亚硫酸钠、低亚硫酸钠、焦亚硫酸钠或亚硫酸氢钠可用于蜜饯类、饼干、罐头、葡萄糖、食糖、冰糖等食品的漂白。

22. √

23. √

24. ×。食品中的脂肪在长期储存中其质量会逐渐变坏，产生不愉快的气味和味道。

25. √

26. ×。我国允许使用并制定有国家标准的合成抗氧化剂有三种：丁基羟基茴香醚、二丁基羟基甲苯和没食子酸丙酯。

27. √

28. √

29. ×。没食子酸丙酯除饼干及干制食品不能使用外，其余与丁基羟基茴香醚和二丁基羟基甲苯相同。

30. √

31. √

32. √

33. √

34. √
35. √
36. ×。天然色素一般较为安全，人工合成色素具有不同程度的毒性。
37. √
38. ×。国家发布的"食品添加剂使用卫生标准"中规定了食用合成色素的使用范围及最大使用量。
39. √
40. √
41. ×。食品加工过程中使用适量的亚硫酸盐类，在食品的进一步加工、加热过程中，大部分变为二氧化硫挥发散失，对人体可以认为安全无害，但用量过多可破坏食品中的营养成分。
42. √
43. √
44. √
45. √
46. √
47. √
48. ×。长期以来糖精钠一直在食品工业生产中广泛应用，在其产品检验中，经常出现含量超标的现象。
49. √

二、单项选择题

1. D 2. D 3. A 4. A 5. D 6. D 7. B 8. B 9. B 10. C

三、多项选择题

1. ACDE 2. ABCD 3. ABCDE 4. BCD 5. AE 6. ABC 7. AB 8. ABCDE
9. ABCE 10. ABCDE

第二部分　模　拟　试　卷

公共营养师基础知识试验性考核方案

基础知识	考试时间	鉴定内容	题　型	题量	答题方式	原始成绩	配分比例
总复习考试	2 h	职业道德	判断题	20 道	答题卡	100 分	10%
		理论知识	选择题（单项选择和多项选择）	100 道			70%
		解答和写作	简述题	3 道			20%

备注：

1. 三级公共营养师（国家职业资格三级）证书，四级公共营养师（国家职业资格四级）证书鉴定考试，分为理论知识考试、专业能力考核两个部分。成绩皆达到 60 分及以上者为合格，可获得相关证书。其中单项成绩不合格者可在以后举行的考核鉴定时进行补考。

2. 上述理论知识考试题目包括基础知识和三级（或四级）理论知识的相关内容。

3. 本册题目复习以国家职业资格培训教程《公共营养师（基础知识）》为参考，着重营养师基础知识部分的理解和提高。是实际的理论考试内容的一部分，形式上增加了理论叙述题目。

基础知识考核模拟试卷

注意事项：

1. 请按要求在试卷的标封处填写您的姓名、准考证号、身份证号和所在地区。

2. 请仔细阅读各种题目的回答要求，并在规定的位置填写您的答案。

3. 请保持卷面整洁，不要在试卷上作任何与答题无关的标记，也不得在标封区填写无关的内容。

	一	二	三	四	总分
得分					

基础知识考核模拟试卷（一）

一、判断题（下列判断正确的请在括号内打"√"，错误的请在括号内打"×"，每题0.5分，共10分）

1. 职业道德是人们在职业活动中形成的一种外在的、非强制性的约束机制。（ ）
2. 遵纪守法是指在法律范围内可以一定程度视人情办事。（ ）
3. 公共营养师可以不必学习其他知识。（ ）
4. 公共营养师职业道德具有法律约束力。（ ）
5. 公共营养师的职业守则是对其品格、纪律、责任、技能的要求。（ ）
6. 职业道德只是有助于提高个人职业素养和本行业的发展。（ ）
7. 社会主义职业道德基本规范内容：爱岗敬业、诚实守信、办事公道、服务群众、奉献社会。（ ）
8. 面对我国营养不良现状应该树立治疗为主的观念。（ ）
9. 营养工作者应该对经济和文化发达地区、人群和个体给予更多的关注。（ ）
10. 道德既是人们的行为准则，又是评价人们思想和行为的标准。（ ）
11. 实验性创新是自发创新，经验性创新是自觉创新。（ ）
12. 资本主义道德的鲜明特点是利己、契约与自由。（ ）
13. 我国企业制度创新方式主要是建立现代企业制度。（ ）
14. 道德是一定社会、一定阶级调节人与人、个人与社会、个人与自然之间各种关系的行为规范的总和。（ ）
15. 医学人道主义的核心内容是尊重病人。（ ）
16. 在营养师职业生活中，"全心全意为人民健康服务"是职业道德的根本宗旨。（ ）
17. 道德既是人们的行为准则，又是评价人们思想和行为的标准。（ ）
18. 职业是人类发展的产物。（ ）
19. 仁爱精神属于道德原则的范畴。（ ）
20. 提高职业道德修养的根本途径和方法是道德教育。（ ）

基础知识考核模拟试卷（一）

二、单项选择题（下列每题有多个选项，其中只有1个是正确的，请将其代号填写在横线空白处，每题0.5分，共30分）

1. 能量的单位可用千卡（kcal）或焦耳（J）表示，两种能量单位的换算方法如下：1 kcal 等于_____。

   A. 0.239 kJ B. 239 kJ
   C. 4.184 kJ D. 4.184 MJ
   E. 1 000 J

2. 国际和我国通用的能量单位是_____。

   A. cal B. kcal
   C. J D. kJ
   E. MJ

3. 成人脂肪摄入量一般不宜超过总能量的_____。

   A. 20% B. 25%
   C. 30% D. 35%
   E. 40%

4. 基础代谢所需能量占总能量的_____。

   A. 40%～50% B. 50%～60%
   C. 60%～70% D. 70%～80%
   E. 80%～90%

5. 一般混合膳食的食物热效应是增加基础代谢的_____。

   A. 10% B. 20%
   C. 25% D. 30%
   E. 35%

6. 根据《中国居民膳食营养素参考摄入量》，我国轻体力劳动的成年男子，能量的推荐摄入量是_____ kcal。

   A. 2 200 B. 2 400
   C. 2 600 D. 2 800
   E. 3 000

7. 大多数蛋白质的含氮量相近，每克氮相当于_____ g蛋白质。

   A. 0.16 B. 0.18
   C. 3.0 D. 4.5
   E. 6.25

8. 半胱氨酸和酪氨酸在人体内可分别由_____转变而来。
   A. 赖氨酸和蛋氨酸　　　　　　B. 蛋氨酸和苯丙氨酸
   C. 胱氨酸和苯丙氨酸　　　　　D. 胱氨酸和蛋氨酸
   E. 苏氨酸和色氨酸

9. 脑组织的能量来源于_____。
   A. 蛋白质　　　　　　　　　　B. 脂肪
   C. 碳水化合物　　　　　　　　D. 碳水化合物和脂肪
   E. 蛋白质和碳水化合物

10. 蛋白质真消化率的计算公式是_____。
    A. 蛋白质真消化率 = $\dfrac{摄入氮-粪氮}{摄入氮} \times 100\%$

    B. 蛋白质真消化率 = $\dfrac{摄入氮-粪氮-尿氮}{摄入氮} \times 100\%$

    C. 蛋白质真消化率 = $\dfrac{摄入氮-(粪氮-粪代谢氮)}{摄入氮} \times 100\%$

    D. 蛋白质真消化率 = $\dfrac{摄入氮-(粪氮-粪代谢氮-尿氮)}{摄入氮} \times 100\%$

    E. 蛋白质真消化率 = $\dfrac{摄入氮-(粪氮-粪代谢氮)-(尿氮-尿代谢氮)}{摄入氮} \times 100\%$

11. 生物价（BV）是评价食物蛋白质营养价值较常用的方法，其公式是_____。
    A. $BV = \dfrac{吸收氮-尿氮}{摄入氮} \times 100$

    B. $BV = \dfrac{吸收氮-粪氮-尿氮}{摄入氮} \times 100$

    C. $BV = \dfrac{摄入氮-(粪氮-粪代谢氮)}{摄入氮} \times 100$

    D. $BV = \dfrac{摄入氮-(粪氮-粪代谢氮)-(尿氮-尿代谢氮)}{摄入氮-(粪氮-粪代谢氮)} \times 100$

    E. $BV = \dfrac{摄入氮-(粪氮-粪代谢氮)-(尿氮-尿代谢氮)}{摄入氮} \times 100$

12. 根据中国营养学会成人脂肪的推荐摄入量，n－6∶n－3脂肪酸摄入量的比值应为_____。
    A. 1∶1　　　　　　　　　　　B. 2∶1
    C. 2～3∶1　　　　　　　　　 D. 4～6∶1
    E. 10∶1

13. 根据《中国居民膳食营养素参考摄入量》，成人每日钙的适宜摄入量是_____ mg。
    A. 600	B. 700
    C. 800	D. 1 000
    E. 1 200

14. 根据《中国居民膳食营养素参考摄入量》，成人每日钾的适宜摄入量是_____ mg。
    A. 1 000	B. 2 000
    C. 3 000	D. 4 000
    E. 5 000

15. 根据《中国居民膳食营养素参考摄入量》，成年女子每日铁的适宜摄入量是_____ mg。
    A. 10	B. 15
    C. 20	D. 25
    E. 30

16. 根据《中国居民膳食营养素参考摄入量》，成人每日碘的推荐摄入量是_____ μg。
    A. 80	B. 100
    C. 150	D. 200
    E. 250

17. 1 μg 视黄醇当量相当于_____ β-胡萝卜素。
    A. 2 μg	B. 4 μg
    C. 6 μg	D. 8 μg
    E. 10 μg

18. 根据《中国居民膳食营养素参考摄入量》，成人每日维生素 A 的推荐摄入量是_____ μg RE。
    A. 50	B. 600
    C. 700	D. 800
    E. 1 000

19. 维生素 D 的活化形式是_____。
    A. 7-脱氢胆固醇	B. 1-羟基维生素 D_3
    C. 25-羟基维生素 D_3	D. 1,25-二羟基维生素 D_3
    E. 麦角钙化醇

20. 根据《中国居民膳食营养素参考摄入量》，成人每日维生素 D 的推荐摄入量是_____ μg。

A. 5 B. 10
C. 15 D. 20
E. 25

21. 维生素E中，以_____的生物活性最高。
    A. α—生育酚 B. β—生育酚
    C. γ—生育酚 D. α—三烯生育酚
    E. β—三烯生育酚

22. 根据《中国居民膳食营养素参考摄入量》，成人每日维生素C的推荐摄入量是_____mg。
    A. 60 B. 80
    C. 100 D. 120
    E. 150

23. 水是构成人体的主要成分之一，如果失水量超过体重的_____以上，就会危及生命。
    A. 4% B. 6%
    C. 8% D. 10%
    E. 12%

24. 安全摄入范围位于_____。
    A. EAR与AL之间 B. EAR与UL之间
    C. RNI与UL之间 D. RNI与AL之间
    E. EAR与RNI之间

25. 每日蛋白质、脂肪、碳水化合物在人体内代谢产生的内生水约为_____mL。
    A. 150 B. 200
    C. 300 D. 400
    E. 500

26. 正常人每日水的来源和排出处于动态平衡，水的来源每日应维持在_____mL。
    A. 1 000 B. 1 500
    C. 2 000 D. 2 500
    E. 3 000

27. 以下食物中，含维生素C最高的食物是_____。
    A. 菠菜 B. 大白菜
    C. 卷心菜 D. 青椒
    E. 胡萝卜

28. _____在体内可转换为烟酸。
   A. 苏氨酸　　　　　　　　B. 色氨酸
   C. 酪氨酸　　　　　　　　D. 赖氨酸
   E. 蛋氨酸

29. 1 g脂肪在体内氧化实际产生的能量，即生理卡价是_____ kcal。
   A. 4　　　　　　　　　　B. 4.5
   C. 5　　　　　　　　　　D. 7
   E. 9

30. 我国成人碳水化合物的摄入量以占总能量的_____为宜。
   A. 40%～50%　　　　　　B. 50%～60%
   C. 55%～65%　　　　　　D. 60%～70%
   E. 65%～75%

31. 我国成人蛋白质的摄入量以占总能量的_____为宜。
   A. 8%～10%　　　　　　　B. 10%～15%
   C. 15%～18%　　　　　　D. 18%～20%
   E. 20%～25%

32. 我国成人脂肪的摄入量以占总能量的_____为宜。
   A. 15%～20%　　　　　　B. 20%～25%
   C. 20%～30%　　　　　　D. 25%～30%
   E. 30%～35%

33. 食物热效应以_____的热效应为最高。
   A. 蛋白质　　　　　　　　B. 脂肪
   C. 碳水化合物　　　　　　D. 维生素
   E. 膳食纤维

34. 具有抗生酮作用的营养物质是_____。
   A. 蛋白质　　　　　　　　B. 脂肪
   C. 碳水化合物　　　　　　D. 维生素
   E. 矿物质

35. 氨基酸模式是根据蛋白质中必需氨基酸含量，以含量最少的_____为1计算出的其他氨基酸的相应比值。
   A. 胱氨酸　　　　　　　　B. 色氨酸
   C. 甘氨酸　　　　　　　　D. 丙氨酸

E. 丝氨酸

36. 下列食物蛋白质的氨基酸组成与人体蛋白质氨基酸模式最为接近的是_____。
    A. 牛奶 B. 鸡蛋
    C. 猪肉 D. 牛肉
    E. 鱼

37. 食物脂肪在血液中主要的运输形式是_____。
    A. 长链脂肪酸 B. 中链脂肪酸
    C. 短链脂肪酸 D. 乳糜微粒
    E. 磷脂

38. 健康成年人应维持氮平衡并富余_____。
    A. 2% B. 5%
    C. 8% D. 10%
    E. 15%

39. 下列氨基酸中，不是人体必需氨基酸的是_____。
    A. 谷氨酸 B. 苏氨酸
    C. 蛋氨酸 D. 赖氨酸
    E. 缬氨酸

40. 维生素 A 缺乏可引起_____。
    A. 脚气病 B. 地方性甲状腺肿
    C. 夜盲症 D. 佝偻病
    E. 骨质疏松症

41. 维生素 B_1 缺乏可引起_____。
    A. 脚气病 B. 地方性甲状腺肿
    C. 夜盲症 D. 佝偻病
    E. 骨质疏松症

42. 根据《中国居民膳食营养素参考摄入量》，成年男子每日锌的推荐摄入量是_____mg。
    A. 12 B. 15.5
    C. 20 D. 25
    E. 30

43. _____缺乏会引起坏血病。
    A. 维生素 B_1 B. 维生素 B_2

C. 烟酸　　　　　　　　　D. 维生素 C

E. 维生素 B_{12}

44. 下列哪组属于人体必需的微量元素_____。

    A. 铁、碘、镉　　　　　　B. 钙、铁、锌

    C. 镁、硒、铜　　　　　　D. 铁、镁、碘

    E. 铁、碘、铬

45. 婴幼儿缺乏维生素 D 可引起_____。

    A. 佝偻病　　　　　　　　B. 骨质软化症

    C. 骨质疏松　　　　　　　D. 夜盲症

    E. 脚气病

46. 1IU 维生素 D_3 相当于_____ μg 维生素 D。

    A. 0.025　　　　　　　　B. 1

    C. 10　　　　　　　　　　D. 20

    E. 40

47. 微量元素_____是维生素 B_{12} 的组成成分。

    A. 铬　　　　　　　　　　B. 钴

    C. 钼　　　　　　　　　　D. 铜

    E. 硒

48. 为防治高血压，WHO 建议每日食盐摄入量应小于_____ g。

    A. 2　　　　　　　　　　 B. 6

    C. 8　　　　　　　　　　 D. 10

    E. 12

49. 下列水果中，血糖生成指数较低的是_____。

    A. 西瓜　　　　　　　　　B. 葡萄

    C. 猕猴桃　　　　　　　　D. 香蕉

    E. 柚子

50. 食物中缺乏烟酸，会引起_____。

    A. 脂溢性皮炎　　　　　　B. 上皮角化

    C. 脚气病　　　　　　　　D. 神经紊乱

    E. 癞皮病

51. 参与构成谷胱甘肽过氧化物酶的微量元素是_____。

    A. 铁　　　　　　　　　　B. 锌

C. 硒 D. 铜

E. 碘

52. 长期大量服用维生素 D 会引起中毒。中国营养学会提出维生素 D 的可耐受最高摄入量是_____μg。

A. 5 B. 10

C. 15 D. 20

E. 25

53. 具有加强胰岛素作用的元素是_____。

A. 钙 B. 镁

C. 铁 D. 铬

E. 硒

54. 麦芽糊精属于_____。

A. 单糖 B. 双糖

C. 寡糖 D. 多糖

E. 糖醇

55. 动物结缔组织和肉皮中的胶质蛋白，属于_____。

A. 完全蛋白质 B. 半完全蛋白质

C. 不完全蛋白质 D. 优质蛋白

E. 必需氨基酸

56. 中国营养学会提出，轻体力劳动的成年男子，每日蛋白质的推荐摄入量是_____g。

A. 55 B. 60

C. 65 D. 75

E. 80

57. 为改变膳食中的蛋白质质量，在膳食中应保证有一定数量的优质蛋白质。一般要求动物性蛋白质和大豆蛋白质应占膳食蛋白质总量的_____。

A. 20%～30% B. 30%～50%

C. 大于 50% D. 50%～60%

E. 大于 60%

58. 关于脂肪叙述不正确的是_____。

A. 中性脂肪约占脂类的 95%

B. 人体脂肪含量常受营养状况和体力活动等因素的影响而有较大变动

C. 食物进入口腔后脂肪的消化就已开始

D. 类脂在体内的含量不固定

E. 肝脏是胆固醇代谢的中心

59. 中链脂肪酸是指_____。

    A. 脂肪酸碳链长度为含 2~6 个碳原子

    B. 脂肪酸碳链长度为含 6~8 个碳原子

    C. 脂肪酸碳链长度为含 8~12 个碳原子

    D. 脂肪酸碳链长度为含 12~14 个碳原子

    E. 脂肪酸碳链长度为含 14 个碳原子以上

60. α—亚麻酸属于_____脂肪酸。

    A. n—2 系列   B. n—3 系列

    C. n—4 系列   D. n—5 系列

    E. n—6 系列

三、多项选择题（下列每题中的多个选项中，至少有 2 个是正确的，请将正确答案的代号填在横线空白处，每题 1 分，共 40 分）

61. 产热营养素或热源质包括_____。

    A. 蛋白质   B. 脂肪

    C. 碳水化合物   D. 维生素

    E. 矿物质

62. 蛋白质主要是由_____元素组成。

    A. 碳   B. 氢

    C. 氧   D. 氮

    E. 硫

63. 优质蛋白质包括_____。

    A. 蛋   B. 肉

    C. 鱼   D. 奶

    E. 大豆

64. 完全蛋白质包括_____。

    A. 奶中的酪蛋白   B. 乳白蛋白

    C. 大豆蛋白   D. 麦谷蛋白

    E. 麦胶蛋白

65. 人体的必需脂肪酸包括_____。

    A. 亚油酸   B. α—亚麻酸

C. 花生四烯酸 D. 二十碳五烯酸

E. 二十二碳六烯酸

66. 属于双糖的碳水化合物有_____。

A. 蔗糖 B. 乳糖

C. 果糖 D. 麦芽糊精

E. 麦芽糖

67. 必需脂肪酸的生理功能包括_____。

A. 构成线粒体和细胞膜的重要组成成分

B. 合成前列素的前体

C. 参与胆固醇代谢

D. 参与动物精子的形成

E. 维护视力

68. 不利于钙吸收的因素包括_____。

A. 植酸 B. 草酸

C. 大量的膳食纤维 D. 脂肪

E. 蛋白质

69. 人体必需的微量元素包括_____。

A. 钙 B. 铁

C. 锌 D. 镁

E. 碘

70. _____元素是骨骼和牙齿的重要成分。

A. 钙 B. 铁

C. 磷 D. 硒

E. 氟

71. 脂溶性维生素包括_____。

A. 维生素 A B. B 族维生素

C. 维生素 D D. 维生素 E

E. 维生素 K

72. 水溶性维生素包括_____。

A. 维生素 B_1 B. 维生素 C

C. 泛酸 D. 生物素

E. 叶酸

73. 维生素 A 的生理功能包括_____。
    A. 维持正常视觉功能　　　　　　B. 维持上皮细胞的健康
    C. 促进生长和生殖　　　　　　　D. 维持骨骼正常生长发育
    E. 对酶有催化作用

74. 维生素 D 含量丰富的食物有_____。
    A. 动物肝脏　　　　　　　　　　B. 大豆
    C. 脂肪含量高的鱼　　　　　　　D. 蛋黄
    E. 奶油

75. 可溶性膳食纤维包括_____。
    A. 果胶　　　　　　　　　　　　B. 树胶
    C. 半纤维素　　　　　　　　　　D. 纤维素
    E. 木质素

76. 膳食纤维的主要功能有_____。
    A. 有利于食物的消化过程　　　　B. 防止能量过剩和肥胖
    C. 维持血糖正常平衡，防治糖尿病　D. 预防胆石形成
    E. 促进结肠功能，预防结肠癌

77. 维生素 C 的生理功能有_____。
    A. 促进抗体形成　　　　　　　　B. 促进胶原合成
    C. 促进能量代谢　　　　　　　　D. 还原作用
    E. 预防癌症

78. 叶酸缺乏可引起_____。
    A. 高同型半胱氨酸血症
    B. 巨幼红细胞贫血
    C. 孕妇缺乏叶酸，胎儿易患先天性神经管畸形
    D. 坏血病
    E. 解毒作用

79. 烟酸缺乏可出现_____典型症状。
    A. 皮炎　　　　　　　　　　　　B. 贫血
    C. 腹泻　　　　　　　　　　　　D. 促进胃肠蠕动
    E. 痴呆

80. 缺乏_____可引起巨幼红细胞贫血。
    A. 维生素 C　　　　　　　　　　B. 维生素 B_6

C. 叶酸 D. 维生素 B_{12}
E. 烟酸

81. 成人的能量消耗主要用于_____。
    A. 维持基础代谢 B. 呼吸耗能
    C. 食物的热效应 D. 体力活动
    E. 循环耗能

82. 影响基础代谢的因素包括_____。
    A. 体表面积 B. 年龄
    C. 性别 D. 季节
    E. 劳动强度

83. 关于影响体力活动能量消耗的因素，以下说法正确的是_____。
    A. 肌肉越发达者，活动能量消耗越多 B. 体重越重，能量消耗越多
    C. 劳动强度越大，能量消耗越多 D. 劳动持续时间越长，能量消耗越多
    E. 工作熟练程度高者，能量消耗越多

84. 氨基酸按化学结构式分为_____。
    A. 脂肪族氨基酸 B. 芳香族氨基酸
    C. 必需氨基酸 D. 杂环族氨基酸
    E. 非必需氨基酸

85. 人体的必需氨基酸包括_____。
    A. 亮氨酸 B. 赖氨酸
    C. 蛋氨酸 D. 缬氨酸
    E. 胱氨酸

86. 人体的条件必需氨基酸包括_____。
    A. 半胱氨酸 B. 丙氨酸
    C. 酪氨酸 D. 精氨酸
    E. 胱氨酸

87. 不完全蛋白质是指_____。
    A. 所含必需氨基酸种类齐全、数量不足
    B. 所含必需氨基酸种类不全
    C. 可以维持生命，但不能促进生长发育
    D. 不能维持生命
    E. 不能促进生长发育

88. 一般蛋白质在体内分解成_____方能被吸收。

    A. 氨基酸　　　　　　　　　B. 小肽

    C. 多肽　　　　　　　　　　D. 大分子蛋白质

    E. 糊精

89. 不利于锌吸收的因素有_____。

    A. 植酸　　　　　　　　　　B. 维生素 D

    C. 维生素 E　　　　　　　　D. 鞣酸

    E. 纤维素

90. 下列叙述正确的是_____。

    A. EAR 是能够满足某一特定人群 50％个体需要量的摄入水平

    B. EAR 是能够满足某一特定人群绝大多数个体需要量的摄入水平

    C. AI 和 RNI 都可以凭为个体摄入量的目标

    D. 个体的摄入量高于 EAR 时，可以认为摄入量是充足的

    E. 可以从 AI 来推测 EAR

91. 脂肪可分为_____。

    A. 中性脂肪　　　　　　　　B. 固醇

    C. 类脂　　　　　　　　　　D. 磷脂

    E. 脂肪酸

92. 缺乏微量元素硒可引起_____。

    A. 大骨节病　　　　　　　　B. 皮炎

    C. 生长迟缓　　　　　　　　D. 克山病

    E. 腹泻

93. 有关碘的生理功能，叙述正确的是_____。

    A. 参与能量代谢　　　　　　B. 促进体格发育

    C. 维持细胞内正常渗透压　　D. 促进神经系统发育

    E. 维持心肌的正常功能

94. 有关碳水化合物的消化吸收，下列叙述正确的是_____。

    A. 碳水化合物的消化从口腔开始

    B. 胃中不含任何能水解碳水化合物的酶

    C. 单糖的吸收是不耗能的被动吸收

    D. 碳水化合物的消化主要在小肠中进行

    E. 小肠内不被消化的碳水化合物在结肠内可被细菌分解成短链脂肪酸，被肠壁吸

收并利用

95. 不被消化的碳水化合物被称为益生元，包括_____。
   A. 低聚果糖　　　　　　　　B. 非淀粉多糖
   C. 抗性淀粉　　　　　　　　D. 果糖
   E. 低聚糊精

96. 不利于钙吸收的因素有_____。
   A. 草酸　　　　　　　　　　B. 脂肪
   C. 碱性磷酸盐　　　　　　　D. 过多的膳食纤维
   E. 乳糖

97. 含钙丰富的食物有_____。
   A. 牛奶　　　　　　　　　　B. 鸡蛋
   C. 豆腐干　　　　　　　　　D. 芝麻酱
   E. 香菇

98. 人体内的常量元素有_____。
   A. 钙　　　　　　　　　　　B. 铁
   C. 氯　　　　　　　　　　　D. 铜
   E. 镁

99. 碳水化合物的主要生理功能包括_____。
   A. 供给和储存能量　　　　　B. 构成组织及重要生命物质
   C. 节约蛋白质和抗生酮作用　D. 解毒作用
   E. 增强肠道功能

100. 关于烟酸，以下叙述正确的是_____。
   A. 苏氨酸在体内可转换为烟酸
   B. 玉米中的烟酸是结合型，不能被机体吸收利用，如果用碱处理玉米，可将结合型的烟酸水解成为游离型的烟酸
   C. 色氨酸在体内可转换为烟酸
   D. 动物肝、肾、瘦畜肉、鱼及坚果中含量丰富
   E. 烟酸是葡萄糖耐量的组成成分

四、简述题（共20分，第1、第2题各6分，第3题8分）

1. 食品保藏技术有哪些？各自的应用方面和特点是什么？
2. 论述食品污染的概念、食品污染的原因和常见食品污染的种类。
3. 论述膳食营养指导和管理的主要内容。

基础知识考核模拟试卷（一）参考答案及说明

一、判断题

1. ×。职业道德是人们在职业活动中形成的一种内在的、非强制性的约束机制。

2. ×。遵纪守法不能视人情办事。

3. ×

4. ×。公共营养师职业道德不具有法律约束力。

5. √

6. ×。职业道德不只是有助于提高个人职业素养和本行业的发展，还对整个社会道德水平的提高发挥重要作用。

7. √

8. ×。面对我国营养现状应该树立预防为主的观念。

9. ×。营养工作者应该对经济和文化欠发达地区、人群和个体给予更多的关注。

10. √
11. ×
12. √
13. √
14. √
15. √
16. √
17. √

18. ×。职业是社会分工的产物。

19. ×。属于道德原则范畴的原则包括公正、尊重、帮助、不伤害他人等。

20. ×。提高职业道德修养的根本途径和方法是坚持实践。

二、单项选择题

1. C 2. C 3. C 4. C 5. A 6. B 7. E 8. B 9. C 10. C 11. D 12. D 13. C
14. B 15. C 16. C 17. C 18. D 19. D 20. B 21. A 22. C 23. D 24. C 25. C

26. D 27. D 28. B 29. E 30. C 31. B 32. C 33. A 34. C 35. B 36. B 37. D
38. B 39. A 40. C 41. A 42. B 43. D 44. E 45. A 46. A 47. B 48. B 49. E
50. E 51. C 52. D 53. D 54. C 55. C 56. D 57. B 58. D 59. C 60. B

三、多项选择题

61. ABC 62. ABCDE 63. ABCDE 64. ABCD 65. AB 66. ABE 67. ABCDE
68. ABCD 69. BCE 70. ACE 71. ACDE 72. ABCDE 73. ABCD 74. ACDE 75. ABC
76. ABCDE 77. ABDE 78. ABC 79. ACE 80. CD 81. ACD 82. ABCDE 83. ABCD
84. ABD 85. ABCD 86. AC 87. BDE 88. AB 89. ADE 90. AC 91. AC 92. AD
93. ABD 94. ABD 95. ABC 96. ABCD 97. ACD 98. ACE 99. ABCDE 100. BCDE

四、简述题

答：1. 食品保藏技术按保藏性质分为化学保藏和物理保藏两种。

（1）化学保藏又分为腌渍（如糖渍、盐渍等）、烟熏等化学方法

其技术要点是利用化学物质抑制和阻止微生物生长，防止由于微生物等不利因素引起的食品变质，延长储藏期，如雪里红、四川泡菜、酸黄瓜等。切割肉、鱼类和蔬菜可采用此法腌渍。烟熏保藏有冷熏法、热熏法和液熏法。烟熏保藏是指利用木屑等各种材料焖烧时所产生的烟气来熏制食品，以利于延缓食品腐败变质的方法，如熏肉等。

（2）物理保藏

物理保藏分为冷冻保藏、辐照保藏和高压保藏，是通过控制环境温度、气体或利用电磁波等物理手段来实现食品的安全和长期保藏。

1）冷冻保藏。冷冻保藏是目前食品工业中应用最普遍的食品保藏方法。冷冻保藏也称低温保藏，即降低食品所处的储藏温度，维持低温水平或冻结状态，抑制微生物生长繁殖，延缓食品中的生化反应，抑制酶的活力，达到保藏食品的方法。分为冷却保藏（0~10℃）和冻结保藏（冻结时-23℃，储藏时-18℃）。冰水冷却用于冷却根类菜和较硬的果蔬；真空冷却多用于表面积大的叶类蔬菜，冷却温度一般为2~3℃。缓冻食品、速冻食品可用于大部分食品保藏。

2）辐照保藏。食品辐照就是利用放射性核素或低能加速器放出的射线对食品进行辐射处理，达到长期保藏食品的目的。波长在200 nm以下的电磁波均可用于辐照，主要用 ^{60}Co 和 ^{137}Cs 产生的 γ 射线以及电子加速器产生的电子束，使生物体内能引起分子和原子的激发和电离，杀灭微生物并影响产品内的生物化学过程，抑制发芽（土豆、洋葱等食品原料）、延缓生长和成熟（蘑菇及水果）。

3）高压保藏。在高压条件下，可使微生物的形态结构、生化反应、基因机制以及细胞壁膜发生多方面的变化，从而干扰甚至破坏微生物的生理功能，导致微生物死亡。

2. 食品污染是指食品被外来的、有害人体健康的物质所污染。

食品污染的原因主要有二：一是由于人的生产或生活活动使人类赖以生存的环境介质，即水体、大气、土壤等受到不同程度和不同状况的污染，各种有害污染物被动物或植物吸收、富集、转移，造成食物或食品的污染；二是食物在生产、种植、包装、运输、储存、销售和加工烹调过程中造成的污染。

常见食品污染的种类，按污染物的性质，可分为生物性、化学性及放射性污染三类。

生物性污染包括微生物、寄生虫、昆虫污染。其中以微生物污染范围最广、危害也最大，主要有细菌与细菌毒素、霉菌与霉菌毒素。寄生虫和虫卵主要有囊虫、蛔虫、绦虫、中华支睾吸虫等。昆虫污染主要有甲虫类、螨类、谷蛾、蝇、蛆等。有害昆虫主要是损坏食品质量，使食品感官性状恶化，降低食品营养价值。

化学性污染种类繁多，来源复杂，主要是食品受到各种有害的无机或有机化合物或人工合成物的污染。如农药使用不当、工业三废（废气、废水、废渣）不合理排放、食品容器包装材料质量低劣或使用不当以及滥用食品添加剂，都可造成有害物质污染食品。

放射性污染主要来自放射性物质的开采、冶炼、生产以及在生活中的应用与排放；核爆炸、核废物的污染。

3. 主要包括四个方面：

（1）食物选择

食物种类繁多，不同的食物具有不同的营养特点。所以选择食物时要种类多样，包含《中国居民平衡膳食宝塔》所列举的5大类食物，以便制作出营养全面的膳食。另外，食物在生产、加工、运输和保藏的过程中会发生许多变化，包括食物的污染、变质和营养素的损失等，所以要尽可能选择新鲜、优质的食物。

（2）计划膳食

计划膳食或营养配餐，是指为个人或团体设计食谱的过程。编制食谱要能够满足顾客的营养需要，按照膳食参考摄入量和膳食宝塔，合理搭配食物。同时还要考虑到进餐者的社会经济状况、宗教信仰及饮食文化传统等因素。

（3）膳食评价

对个体或群体膳食进行营养评价的过程，一般有食物分析和营养分析两类评价。比较差别，发现不足。这种评价既可作为膳食改善的基础，又可以作为计划膳食的依据。

（4）膳食改善

是在以上工作的基础上，所进行的纠正。膳食改善的目的是要纠正当前膳食中存在的缺点，使其更加均衡合理，能够提供充足的而又不过多的能量和各种营养素以满足就餐人员的营养需要。

基础知识考核模拟试卷（二）

一、判断题（下列判断正确的请在括号内打"√"，错误的请在括号内打"×"，每题 0.5 分，共 10 分）

1. 在市场经济国家，法治和德治并重，法治属于思想建设，德治属于政治建设。（　）
2. 公共营养师在与顾客交往中的态度应有区别，视情况分别对待。（　）
3. 公共营养师的职业守则是对其品格、纪律、责任、技能的要求。（　）
4. 职业道德只是有助于提高个人职业素养和本行业的发展。（　）
5. 社会主义职业道德基本规范内容：爱岗敬业、诚实守信、办事公道、服务群众、奉献社会。（　）
6. 一种职业区别于另一种职业的根本属性，一般通过职业活动的对象、从业方式等不同予以体现。（　）
7. 职业以获得现金或实物等报酬为目的。（　）
8. 公共营养师的职业定义是从事膳食营养评价与指导、营养与食品安全知识传播，促进社会公众健康工作的专业人员。（　）
9. 公共营养师的职业分为一、二、三、四、五，共 5 个级别，等级差别五级最高。（　）
10. 公共营养师可以相互交流患者或来访者个人信息，不必要对同行保守患者或来访者个人隐私。（　）
11. 公共营养师的工作职责之一，是使来访者获益并产生依赖，成为健康生活不可缺少的帮助。（　）
12. 举止端庄，语言文明，态度和蔼，关心和体贴来访者或患者是营养师应有的服务行为。（　）
13. 社会公德、家庭美德和职业道德是公共营养师道德体系的三个领域。（　）
14. 道德评价的依据就是看营养师的道德行为的动机。（　）
15. 中华民族是"礼仪之邦"，患者给公共营养师送礼完全是正常的人之常情。（　）

16. 职业道德行为仅受外部条件的影响和制约。（   ）

17. 成功的事业，需要积极的心态。（   ）

18. 在职业活动中，来访者对营养师首先感受到的是举止、风度、语言等外在的表现，其言行举止直接影响来访者对营养师的信赖感和保健信心。（   ）

19. 营养师的"德"，简单地说就是公共营养师应具备的思想品质、工作人员与来访者个体或群体、社会与营养师间关系的总和。（   ）

20. 社会主义国家以增强国力作为制定和执行科技政策的道德最高宗旨。（   ）

二、单项选择题（下列每题有多个选项，其中只有1个是正确的，请将其代号填写在横线空白处，每题0.5分，共30分）

1. 1g蛋白质在体内氧化实际产生的能量，即生理卡价是_____ kcal。
   A. 4
   B. 4.5
   C. 5
   D. 7
   E. 9

2. 大多数蛋白质的含氮量相当接近，平均约为_____。
   A. 10%
   B. 12%
   C. 16%
   D. 20%
   E. 25%

3. 人体氮的来源是_____。
   A. 蛋白质
   B. 脂肪
   C. 碳水化合物
   D. 矿物质
   E. 维生素

4. 半胱氨酸和酪氨酸在体内可分别由_____转变而来。
   A. 蛋氨酸和赖氨酸
   B. 赖氨酸和色氨酸
   C. 蛋氨酸和苯丙氨酸
   D. 色氨酸和苯丙氨酸
   E. 色氨酸和赖氨酸

5. 关于脂类，下列叙述错误的是_____。
   A. 脂类是产热营养素
   B. 脂肪摄入过多可导致肥胖、高血压、糖尿病等，因此膳食脂肪越少越好
   C. 脂类包括脂肪和类脂
   D. 植物性食物不含胆固醇
   E. 甘油三酯是由一分子甘油和三分子脂肪酸结合而成的

6. 0.239 kcal的热能相当于_____。

A. 4.184 kJ B. 1 kJ
C. 1 MJ D. 4.184 MJ
E. 1 J

7. 与凝血有关的维生素是_____。
   A. 抗坏血酸 B. 维生素 K
   C. 维生素 D D. 维生素 B_1
   E. 维生素 B_2

8. 下列食物含蛋白质较多的是_____。
   A. 大米 B. 大豆
   C. 小麦 D. 蔬菜
   E. 苹果

9. 中国营养学会 2000 年制定的膳食营养素参考摄入量（DRIs）不包括_____。
   A. 平均需要量（EAR） B. 推荐的营养素供给量（RDA）
   C. 推荐摄入量（RNI） D. 适宜摄入量（AI）
   E. 可耐受最高摄入量（UL）

10. 下列属于人体必需的微量元素为_____。
    A. 铁、碘、硼 B. 钙、铁、锌
    C. 碘、硒、铜 D. 铁、镁、碘
    E. 铁、碘、锂

11. 1IU 维生素 A 相当于_____μg 视黄醇。
    A. 0.1 B. 0.3
    C. 1 D. 6
    E. 10

12. 食物中缺乏烟酸，会引起的临床症状是_____。
    A. 脂溢性皮炎 B. 上皮角化
    C. 脚气病 D. 腹泻
    E. 癞皮病

13. 亚油酸属于_____脂肪酸。
    A. n－2 系列 B. n－3 系列
    C. n－4 系列 D. n－5 系列
    E. n－6 系列

14. 下列氨基酸中，不是人体必需氨基酸的是_____。

A. 丙氨酸 B. 色氨酸
C. 蛋氨酸 D. 赖氨酸
E. 亮氨酸

15. 长期大量服用维生素 A 会引起中毒。中国营养学会提出维生素 A 的每日可耐受最高摄入量是_____μg RE。
    A. 600 B. 8 000
    C. 1 000 D. 2 000
    E. 3 000

16. _____是能满足某一特定性别、年龄及生理状况群体中绝大多数个体需要的摄入水平。
    A. EAR B. AI
    C. RNI D. UL
    E. DRIs

17. 下列食物中，具有较低 GI 的是_____。
    A. 馒头 B. 大米饭
    C. 烙饼 D. 小米
    E. 玉米粉

18. 当一个群体的平均摄入量达到 RNI 水平时，人群中有_____的个体有可能缺乏。
    A. 50% B. 20%～30%
    C. 10% D. 5%
    E. 2%～3%

19. 当摄入量超过_____而进一步增加时，损害健康的危险性随之增大。
    A. EAR B. AI
    C. RNI D. UL
    E. DRIs

20. 当一个随机个体的摄入量水平达到 EAR 时，他缺乏该营养素的概率为_____。
    A. 0.1 B. 0.2
    C. 0.3 D. 0.5
    E. 0.7

21. 当某种营养素的个体需要量研究资料不足，不能求得 RNI 时，可设定_____来代替 RNI。
    A. EAR B. AI

C. EAI D. UL
E. DRIs

22. 蛋白质的合成需要钾离子的参与，大约每 1 g 氮需要 _____ mmol 钾离子。
    A. 1 B. 2
    C. 3 D. 5
    E. 10

23. _____ 可降低血浆同型半胱氨酸浓度，有助于预防老年人动脉粥样硬化。
    A. 维生素 A 和维生素 E B. 维生素 C 和维生素 D
    C. 维生素 B_1 和维生素 B_6 D. 维生素 B_6 和叶酸
    E. 烟酸和维生素 B_2

24. 成年人每日膳食纤维的摄入量以 _____ g 为宜。
    A. 15 B. 20
    C. 24 D. 35
    E. 40

25. 健康成人应维持零氮平衡并富余 _____。
    A. 5% B. 10%
    C. 15% D. 20%
    E. 1%

26. 蛋白质真消化率是评价 _____ 的指标。
    A. 摄入食物中未被吸收部分 B. 摄入蛋白质未被排出部分
    C. 摄入食物中被吸收部分 D. 摄入食物中蛋白质未被消化部分
    E. 肠道细菌中所含的氮

27. 评价食物蛋白质被消化吸收后在体内被利用程度的指标是 _____。
    A. 蛋白质消化率 B. 蛋白质利用率
    C. 蛋白质真消化率 D. 蛋白质表观消化率
    E. 氨基酸评分

28. 蛋白质功效比值是评价蛋白质 _____ 的指标。
    A. 消化率 B. 表观消化率
    C. 真消化率 D. 转化率
    E. 利用率

29. 反映食物蛋白质消化吸收后，被机体利用程度的一项指标是蛋白质的 _____。
    A. 消化率 B. 真消化率

C. 生物价 D. 氨基酸评分

E. 含量

30. 公式：$\dfrac{储留氮}{吸收氮} \times 100 =$ _____。

   A. 蛋白质功效比值 B. 蛋白质真消化率
   C. 生物价 D. 蛋白质利用率
   E. 蛋白质转化率

31. 混合食物的蛋白质营养评价指标是_____。

   A. 生物价 B. 氨基酸评分
   C. 蛋白质功效比值 D. 蛋白质利用率
   E. 氨基酸功效比值

32. 从安全性和消化吸收等因素考虑，成人按_____摄入蛋白质为宜。

   A. 30 g/日 B. 0.6 g/（kg·日）
   C. 0.8 g/（kg·日） D. 1.16 g/（kg·日）
   E. 75 g/日

33. 成人蛋白质推荐摄入量为_____ g/（kg·日）。

   A. 1.16 B. 1.2
   C. 0.6 D. 0.8
   E. 1.0

34. 脂肪酸碳链为12个碳原子的为_____。

   A. 长链脂肪酸 B. 中链脂肪酸
   C. 短链脂肪酸 D. 类脂肪酸
   E. 胆固醇

35. n-3 系列脂肪酸是根据_____分类。

   A. 脂肪酸碳链长度 B. 脂肪酸饱和程度
   C. 脂肪酸的空间结构 D. 第一个双键的位置
   E. 含胆固醇的数量

36. 在体内被称为"不动脂"的脂类是_____。

   A. 脂肪 B. 饱和脂肪酸
   C. 单不饱和脂肪酸 D. 多不饱和脂肪酸
   E. 类脂

37. 氮平衡的公式是_____。

A. 氮平衡＝摄入氮－尿氮

B. 氮平衡＝摄入氮－粪氮

C. 氮平衡＝摄入氮－（尿氮＋粪氮＋皮肤氮）

D. 氮平衡＝摄入氮－（尿氮＋粪氮）＋尿内源氮＋粪尿内源氮

E. 氮平衡＝摄入氮－（尿氮－粪氮－皮肤氮）＋尿内源氮＋粪尿内源氮

38. 不需要分解可以直接被人体吸收的物质是_____。

  A. 甘油三酯   B. 甘油二酯

  C. 磷脂   D. 乳糜微粒

  E. 胆固醇

39. 作为 n-3 系列脂肪酸的前体可转变成 EPA、DHA 的必需脂肪酸是_____。

  A. 亚油酸   B. 亚麻酸

  C. 花生四烯酸   D. α-亚麻酸

  E. γ-亚麻酸

40. 吸收不受植酸、磷酸影响的是_____。

  A. 血红素铁   B. 非血红素铁

  C. 血红蛋白   D. 硫酸铁

  E. 硫酸亚铁

41. 在碱性加热的条件下不容易被破坏的维生素是_____。

  A. 维生素 C   B. 维生素 B_1

  C. 维生素 B_2 D. 维生素 B_6

  E. 维生素 A

42. 维生素 D 缺乏时会使骨矿化不全，不同年龄有不同的临床表现。表现为骨质软化的年龄段是_____。

  A. 婴儿期   B. 幼儿期

  C. 学龄前   D. 学龄期

  E. 成年人

43. 患有"大骨节病"的患者应注意常吃的食物是_____。

  A. 动物肝脏   B. 大豆

  C. 蔬菜   D. 水果

  E. 南瓜

44. 粮食精细加工过程不仅可以导致大量 B 族维生素丢失，还会造成大量_____的丢失。

A. 钙   B. 铁

C. 锌   D. 维生素 A

E. 维生素 E

45. 镁缺乏时可导致神经肌肉兴奋性_____。

    A. 亢进   B. 抑制

    C. 降低   D. 不变

    E. 减轻

46. 存在于细胞外，对细胞内外渗透压的维持起重要作用的是_____。

    A. 钙   B. 镁

    C. 钠   D. 钾

    E. 锌

47. 氨基酸模式是根据蛋白质中必需氨基酸含量计算得出，以含量最少的_____为1计算出的其他氨基酸的相应比值。

    A. 胱氨酸   B. 色氨酸

    C. 甘氨酸   D. 丙氨酸

    E. 丝氨酸

48. "奶碱综合征"是由于摄入_____过多造成的。

    A. 钾   B. 钠

    C. 镁   D. 钙

    E. 磷

49. 体内_____缺乏或过高时均可导致心律失常。

    A. 钠   B. 钾

    C. 钙   D. 镁

    E. 铁

50. 受膳食因素影响，必须与结合的有机物分离才能被吸收的是_____。

    A. 血红蛋白铁   B. 血红素铁

    C. 非血红素铁   D. 铁蛋白

    E. 转铁蛋白

51. 建立缺铁动物模型可以喂养的食物是_____。

    A. 瘦肉   B. 动物肝脏

    C. 动物血液制品   D. 牛奶

    E. 鸡蛋

52. 不能通过食物进行补充的营养素是_____。
    A. 维生素 A					B. 维生素 D
    C. 维生素 E					D. 维生素 K
    E. 维生素 C

53. 缺乏可引起"脚气病"的维生素是_____。
    A. 维生素 B_1				B. 维生素 B_2
    C. 维生素 B_{12}			D. 维生素 B_6
    E. 烟酸

54. 红细胞内谷胱甘肽还原酶的活性降低说明机体缺乏_____。
    A. 维生素 B_1				B. 维生素 B_2
    C. 维生素 B_{12}			D. 维生素 B_6
    E. 烟酸

55. 参与氨基酸代谢缺乏时使色氨酸代谢受到干扰的维生素是_____。
    A. 烟酸						B. 维生素 B_{12}
    C. 维生素 B_2				D. 维生素 B_6
    E. 尼克酸

56. 作为 n－3 系列脂肪酸的前体可转变生成 EPA、DHA 的是_____。
    A. 亚油酸					B. 亚麻酸
    C. 花生四烯酸				D. α－亚麻酸
    E. γ－亚麻酸

57. 每日膳食中有_____g 脂肪可满足人体对脂肪的需要。
    A. 30						B. 40
    C. 50						D. 60
    E. 65

58. 为了满足机体对必需脂肪酸的需求，在脂肪的供应中植物来源的脂肪应不低于总脂肪量的_____。
    A. 60%						B. 50%
    C. 40%						D. 30%
    E. 20%

59. 加工烹调过程中损失小，一般不会随水流失的营养素是_____。
    A. 维生素 C					B. 维生素 B_1
    C. 维生素 B_2				D. 维生素 B_6

E. 维生素 PP

60. 为了预防胎儿先天性神经管畸形的发生，常给孕妇补充_____。
   A. 铁　　　　　　　　　　　　　B. 锌
   C. 叶酸　　　　　　　　　　　　D. 四氢叶酸
   E. 烟酰胺

三、多项选择题（下列每题中的多个选项中，至少有2个是正确的，请将正确答案的代号填在横线空白处，每题1分，共40分）

61. 儿童的能量消耗主要用于_____。
   A. 维持基础代谢　　　　　　　　B. 呼吸耗能
   C. 食物的热效应　　　　　　　　D. 体力活动
   E. 生长发育的能量需要

62. 在营养学上，根据氨基酸的必需性分为_____。
   A. 必需氨基酸　　　　　　　　　B. 非必需氨基酸
   C. 脂肪族氨基酸　　　　　　　　D. 条件必需氨基酸
   E. 芳香族氨基酸

63. 人体的必需氨基酸包括_____。
   A. 异亮氨酸　　　　　　　　　　B. 苯丙氨酸
   C. 苏氨酸　　　　　　　　　　　D. 胱氨酸
   E. 组氨酸

64. 完全蛋白质应满足以下条件_____。
   A. 所含必需氨基酸种类齐全　　　B. 所含必需氨基酸数量充足
   C. 所含必需氨基酸比例适当　　　D. 能维持成人健康
   E. 能促进儿童生长发育

65. 蛋白质的生理功能包括_____。
   A. 构成身体组织　　　　　　　　B. 维持体温
   C. 调节生理功能　　　　　　　　D. 提供能量
   E. 保护脏器

66. 为充分发挥蛋白质的互补作用，在调配膳食时，应遵循以下_____原则。
   A. 食物的生物学种属越远越好　　B. 搭配的食物种类越多越好
   C. 注意颜色的搭配　　　　　　　D. 注意三餐的搭配
   E. 食用时间越近越好

67. 能为机体提供能量的物质是_____。

A. 脂肪 B. 乙醇
C. 蛋白质 D. 糖类
E. 维生素

68. 能促进非血红素铁吸收的膳食因素是_____。
A. 磷酸 B. 植酸盐
C. 维生素 C D. 动物肉类
E. 有机酸

69. 钙的生理功能有_____。
A. 构成机体的骨骼和牙齿 B. 参与调节神经、肌肉兴奋性
C. 影响毛细血管通透性 D. 促进铁的吸收
E. 参与凝血过程

70. 脂类的主要生理功能包括_____。
A. 供给能量 B. 促进脂溶性维生素吸收
C. 解毒作用 D. 供给必需脂肪酸
E. 增强肠道功能

71. 可以作为个体摄入量目标的是_____。
A. EAR B. AI
C. RNI D. UL
E. DRIs

72. 发生贫血时可能缺乏的营养素包括_____。
A. 钙 B. 维生素 B_6
C. 铁 D. 叶酸
E. 维生素 B_{12}

73. 具有抗氧化作用的营养素有_____。
A. 果糖 B. 维生素 E
C. 蛋白质 D. 硒
E. 维生素 C

74. 含铁丰富的食物有_____。
A. 动物血 B. 瘦肉
C. 豆腐 D. 肝
E. 牛奶

75. _____元素是构成骨骼和牙齿的重要成分。

A. 钙　　　　　　　　　　B. 铁

C. 磷　　　　　　　　　　D. 铜

E. 氟

76. 维生素 D 可促进_____的吸收。

　　A. 钙　　　　　　　　　　B. 磷

　　C. 铁　　　　　　　　　　D. 碘

　　E. 硒

77. 有关影响维生素 A 吸收的因素，以下说法正确的有_____。

　　A. 小肠中的胆汁是维生素 A 乳化所必需的

　　B. 膳食中的脂肪可促进维生素 A 的吸收

　　C. 抗氧化剂（如维生素 E 等）有利于其吸收

　　D. 充足的蛋白质有利于维生素 A 的吸收

　　E. 肠道寄生虫不利于维生素 A 的吸收

78. 缺乏微量元素锌可引起_____等症状。

　　A. 生长缓慢　　　　　　　B. 味觉障碍

　　C. 皮肤伤口愈合不良　　　D. 免疫功能减退

　　E. 贫血

79. 碘缺乏会引起_____。

　　A. 皮炎　　　　　　　　　B. 克汀病

　　C. 甲状腺肿　　　　　　　D. 甲亢

　　E. 贫血

80. 有关碳水化合物的功能，叙述正确的是_____。

　　A. 储存和提供能量　　　　B. 节约蛋白质

　　C. 解毒作用　　　　　　　D. 抗生酮作用

　　E. 保温作用

81. 有关血糖生成指数（GI），下列叙述正确的是_____。

　　A. GI 是用以衡量某种食物或某种膳食组成对血糖浓度影响的一个指标

　　B. GI 高的食物或膳食，引起血糖波动较大

　　C. GI 低的食物或膳食，引起血糖波动较小

　　D. GI 低的食物可以不限量

　　E. 不能吃 GI 高的食物

82. 能促进钙吸收的因素有_____。

A. 适量维生素 D B. 乳糖
C. 草酸 D. 脂肪
E. 适当的钙磷比例

83. 含钙丰富的食物有_____。
A. 牛奶 B. 玉米
C. 虾皮 D. 发菜
E. 黄瓜

84. 人体内的常量元素有_____。
A. 磷 B. 氯
C. 镁 D. 铁
E. 钠

85. 碳水化合物根据聚合度,可分为_____。
A. 糖 B. 双糖
C. 寡糖 D. 多糖
E. 糊精

86. 脂肪酸按饱和程度分为_____。
A. 饱和脂肪酸 B. 单不饱和脂肪酸
C. 多不饱和脂肪酸 D. 长链脂肪酸
E. 短链脂肪酸

87. 类脂主要包括_____。
A. 磷脂 B. 甘油三酯
C. 糖脂 D. 脂肪酸
E. 类固醇

88. 应维持正氮平衡的人群包括_____。
A. 儿童 B. 孕妇
C. 疾病恢复期 D. 健康成人
E. 肥胖

89. 影响食物蛋白质消化率的因素有_____。
A. 蛋白质来源 B. 蛋白质性质
C. 膳食纤维 D. 多酚类物质
E. 酶

90. 评价食物蛋白质利用率常用的指标有_____。

A. 蛋白质消化率 B. 蛋白质真消化率
C. 蛋白质功效比值 D. 蛋白质生物价
E. 氨基酸评分

91. 评价蛋白质营养价值的指标包括_____。
   A. 蛋白质含量 B. 蛋白质消化率
   C. 蛋白质利用率 D. 氨基酸评分
   E. 生物价

92. 反映食物蛋白质消化吸收后，被机体利用程度的指标是蛋白质的_____。
   A. 功效比值 B. 生物价
   C. 氨基酸评分 D. 真消化率
   E. 消化率

93. 油脂中天然存在的有害物质包括_____。
   A. 棉酚 B. 芥子甙
   C. 芥酸 D. 大豆皂甙
   E. 大豆异酮

94. 脂肪水解后容易被小肠黏膜细胞吸收的分子包括_____。
   A. 甘油 B. 甘油单酯
   C. 甘油二酯 D. 乳糜微粒
   E. 中链脂肪酸

95. 脂肪的生理功能包括_____。
   A. 维持体温 B. 保护脏器
   C. 增加饱腹感 D. 提高膳食感官性状
   E. 构成细胞膜

96. 碳水化合物的来源应包括_____。
   A. 复合碳水化合物淀粉 B. 不消化的抗性淀粉
   C. 麦芽糖 D. 低聚糖等碳水化合物
   E. 非淀粉多糖

97. 影响维生素 A 吸收的因素有_____。
   A. 胆汁 B. 维生素 E
   C. 服用矿物质 D. 服用矿物油
   E. 卵磷脂

98. 食物中可以促进铁吸收的因素有_____。

A. 维生素 C　　　　　　　B. 烟酸
C. 肉因子　　　　　　　　D. 单糖
E. 多糖

99. 手术后患者的伤口不愈合可能是由于缺乏_____。
A. 蛋白质　　　　　　　　B. 维生素 C
C. 锌　　　　　　　　　　D. 维生素 A
E. 钙

100. 可以促进镁吸收的因素有_____。
A. 氨基酸　　　　　　　　B. 乳糖
C. 葡萄糖　　　　　　　　D. 水
E. 膳食纤维

四、简述题（共20分，第1、第2题各6分，第3题8分）

1. 论述膳食营养素参考摄入量在实际工作中有什么用途。

2. 1997年《中国居民膳食指南》包括8条内容，2008年发布的《中国居民膳食指南》有10条内容。请列出1997的8条，并叙述新版修改的主要4点内容。

3. 营养教育是营养师重要的工作内容，请论述营养教育相关主要理论有哪些，主要内容和作用是什么？

基础知识考核模拟试卷（二）参考答案及说明

一、判断题

1. ×。德治属于思想建设。
2. ×。公共营养师在与顾客交往中的态度应一视同仁、平等待人、服务于民。
3. √
4. ×
5. √
6. √
7. √
8. √
9. ×。公共营养师的职业分为一、二、三、四，共4个级别，等级差别一级最高。
10. ×。公共营养师要保守患者或来访者个人隐私，包括对同行。但当涉及营养状况或病情讨论时候，应分别对待。
11. ×。公共营养师的工作职责是使来访者获得健康知识、改变不健康行为等，教育来访者独立自主的持久的健康生活方式，不应该产生依赖。
12. √
13. ×。是社会道德体系的三个领域。
14. ×。道德行为是道德激发的结果，动机的内容决定了行为的性质。但是，对道德行为的评价，不能仅仅依据动机，还要考虑行为的效果。所以，光看动机或光看效果，都是片面的。
15. ×。中华民族素以"礼仪之邦"著称，在日常工作和生活中，迎来送往，礼尚往来，实属人之常情。服务顾客和保健管理是公共营养师的天职和应尽的义务，没有理由收受的礼物，有悖于行业规范和形象的树立。
16. ×。职业道德行为的选择，不仅受到外部环境条件的制约和影响，如社会历史条件、具体的生活环境和社会道德观念等；而且更受公共营养师个人的思想、观念和道德的影响。因此，道德行为的选择仅仅受外部条件制约的观点是片面的。

17. √

18. √

19. √

20. ×。社会主义国家以造福人类作为制定和执行科技政策的道德最高宗旨。

二、单项选择题

1. A 2. C 3. A 4. C 5. B 6. B 7. B 8. B 9. B 10. C 11. B 12. E 13. E
14. A 15. E 16. C 17. E 18. E 19. D 20. D 21. C 22. C 23. D 24. C 25. A
26. D 27. B 28. E 29. C 30. C 31. B 32. C 33. A 34. B 35. D 36. E 37. C
38. E 39. D 40. A 41. E 42. E 43. A 44. C 45. A 46. C 47. B 48. D 49. B
50. C 51. D 52. B 53. A 54. E 55. D 56. D 57. C 58. B 59. E 60. C

三、多项选择题

61. ACDE 62. ABD 63. ABC 64. ABCDE 65. ACD 66. ABE 67. ABCD
68. CDE 69. ABCE 70. ABD 71. BC 72. BCDE 73. BDE 74. ABD 75. ACE 76. AB
77. ABCE 78. ABCD 79. BC 80. ABCD 81. ABC 82. ABE 83. ACD 84. ABCE
85. ACD 86. ABC 87. ACE 88. ABC 89. BCDE 90. CD 91. ABCD 92. AB 93. ABC
94. ABE 95. ABCD 96. ABCE 97. AD 98. ACD 99. ABCD 100. ABD

四、简述题

答：1. 膳食营养素参考摄入量（DRIs）的应用包括评价膳食和计划膳食两个方面。在评价膳食工作中，用它作为一个尺度，来衡量人们实际摄入的营养素量是否适宜；在计划膳食工作中，用它作为营养状况适宜的目标，建议人们如何合理地摄取食物来达到这个目标。

2. 1997年的8条包括：

(1) 食物多样，谷类为主。

(2) 多吃蔬菜、水果和薯类。

(3) 常吃奶类、豆类或其制品。

(4) 经常吃适量的鱼、禽、蛋、瘦肉，少吃肥肉和荤油。

(5) 食量与体力活动要平衡，保持适宜体重。

(6) 吃清淡少盐的膳食。

(7) 如饮酒应限量。

(8) 吃清洁卫生、不变质的食物。

2008年版主要修改的是：

(1) 增加了水的量（1 200 mL/日）和说明。

(2) 增加了体力活动的量（6 000步/日）的说明。

(3) 修改了奶类推荐摄入量 300 g/日。

(4) 提高了蔬菜和水果的推荐量（或者分开了大豆和其他豆类；或者减少了谷类薯类的量；或者修改了油的范围，或者其他）。

3. 营养教育相关理论包括健康传播理论、行为改变理论。

(1) 健康传播理论

健康传播于 20 世纪 70 年代中期诞生，目前健康教育与健康促进已被确立为卫生事业发展的战略措施，在医疗预防保健中的作用日益加强。传播过程由传播者、受传者、信息、传播媒介和反馈等五个要素构成。其特点是：社会性、普遍性、互动性、共享性、符号性和目的性。在健康教育中可以应用组织传播、大众传播等多种方式，对维护、改善个人和群体的营养状况与促进健康具有重要的指导作用，也是广泛开展营养与健康知识宣传教育的理论基础。

(2) 行为改变理论

健康教育的目的是帮助人们形成有益于健康的行为和生活方式，进而预防疾病、增进健康、提高生活质量。为此，需要研究人们的行为生活方式形成、发展与改变的规律，发现影响健康相关行为的因素，为采取有针对性的健康教育干预措施提供科学依据。目前运用较多也比较成熟的行为理论包括知信行模式、健康信念模式、合理行动理论与计划行为理论等。

知信行理论模式认为行为的改变有三个关键步骤：接受知识、确立信念和改变行为。这种理论模式直观明了，应用广泛。但在实践中，影响知识顺利转化到行为的因素很多，任何一个因素都有可能促进行为的顺利转化，也有可能导致行为形成、改变的失败。只有全面掌握知、信、行转变的复杂过程，才能及时、有效地消除或减弱不利影响，促进形成有利环境，进而达到改变行为的目的。

健康信念模式运用社会心理学方法解释健康相关行为的理论模式。在这种模式中，是否采纳有利于健康的行为与 5 个因素有关：感知疾病的威胁，感知健康行为的益处和障碍，自我效能（效能期待），社会人口学因素和提示因素。这些因素均可作为预测健康行为发生与否的因素。健康信念模式，对于解释和预测健康相关行为、帮助设计健康教育调查研究和问题分析、指导健康教育干预都有很高价值；但因设计因素较多，造成模式的效度和可信度检验较困难。

计划行为理论：该理论对不同健康相关行为的预测能力不尽相同。另外，还需要与行为本身的特点结合，从而彻底理解人们健康相关行为的发生与变化。

基础知识考核模拟试卷（三）

一、**判断题**（下列判断正确的请在括号内打"√"，错误的请在括号内打"×"，每题 0.5 分，共 10 分）

1. 棉子糖、水苏糖属于双糖。（   ）
2. 细胞内外液的成分，如钾、钠、氯、蛋白质和脂肪一起维持细胞内外液适宜的渗透压。（   ）
3. 维生素 E、维生素 C、胡萝卜素及硒等在体内具有抗氧化作用。（   ）
4. 正常成人肠道微生物能合成维生素 K，所以很少发生维生素 K 缺乏。（   ）
5. 人体缺水至失去全身水分的 20%，就可能导致死亡。（   ）
6. 叶酸、泛酸、生物素不属于 B 族维生素。（   ）
7. 女性体内脂肪较多，而且水分含量比男性高。（   ）
8. 半纤维素、纤维素、木质素属于非可溶性膳食纤维。（   ）
9. 蛋白质、脂肪、碳水化合物在体内代谢会产生内生水，以碳水化合物产生的内生水最多。（   ）
10. 缺乏维生素 B_6、B_{12} 和叶酸会引起巨幼红细胞性贫血。（   ）
11. 7－脱氢胆固醇和麦角固醇经紫外线照射可转变成维生素 D_3。（   ）
12. 1IU 维生素 A＝6 μg β－胡萝卜素。（   ）
13. 钙、铁、锌是人体必需的微量元素。（   ）
14. 当一个随机个体的摄入量达到 EAR 水平时，他缺乏该营养素的概率是 50%。（   ）
15. RNI 是以 EAR 为基础制定的，如果已知 EAR 的标准差，则 RNI 定为 EAR 加 3 个标准差。（   ）
16. 碳水化合物和脂肪具有抗生酮作用。（   ）
17. 将玉米、面粉、大豆混合食用，会提高蛋白质的生物价。因为玉米、面粉蛋白质中赖氨酸含量较高，蛋氨酸相对较低，而大豆中的蛋白质正好相反，混合食用时赖氨酸和蛋氨酸可以相互补充。（   ）

18. 果糖属于单糖,其血糖生成指数高于属于双糖的蔗糖。（   ）

19. 食品添加剂是指在食品生产、加工、保藏等过程中加入食品中的少量的化学合成物质或天然物质。（   ）

20. 社区营养管理的主要工作内容有3个方面：了解社区人群营养和健康状况及影响因素，社区营养监测干预和评价，社区营养改善。（   ）

二、单项选择题（下列每题有多个选项，其中只有1个是正确的，请将其代号填写在横线空白处，每题0.5分，共30分）

1. 主要在小肠上部吸收，并几乎可以完全吸收的矿物质是_____。
   A. 钙   B. 锌
   C. 铁   D. 镁
   E. 钠

2. 一人失水时表现为神志恍惚、尿少、尿比重降低，常常是_____。
   A. 脱水   B. 低渗性脱水
   C. 高渗性脱水   D. 等渗性脱水
   E. 体液丢失

3. "克汀病"是由于母亲在妊娠期缺乏_____的摄入而造成的。
   A. 铁   B. 硒
   C. 锌   D. 铜
   E. 碘

4. 粮食精细加工过程中除导致大量B族维生素丢失外还会造成大量丢失的是_____。
   A. 钙   B. 铁
   C. 锌   D. 维生素A
   E. 维生素E

5. 患有"大骨节病"的患者应注意补充含_____较多的食物。
   A. 锌   B. 碘
   C. 铜   D. 硒
   E. 铬

6. 对肌肉神经兴奋和抑制作用相同又有拮抗作用的矿物质是_____。
   A. 磷和钙   B. 钙和镁
   C. 镁和磷   D. 钙和钾
   E. 镁和钾

7. 主要存在于细胞内，对细胞内渗透压的维持起重要作用的是_____。

A. 钙 B. 镁
C. 钠 D. 钾
E. 锌

8. 最新的《中国居民膳食指南》是_____年颁布的。
   A. 1997 B. 1999
   C. 2002 D. 2005
   E. 2007

9. 我国第一个膳食指南是_____年制定的。
   A. 1982 B. 1985
   C. 1989 D. 1993
   E. 1997

10. 1997年版的《中国居民膳食指南》包括_____条内容。
    A. 5 B. 6
    C. 7 D. 8
    E. 9

11. 2007年版的《中国居民膳食指南》包括_____条内容。
    A. 7 B. 8
    C. 9 D. 10
    E. 12

12. _____是中国传统膳食的主体，也是人体能量的主要来源。
    A. 蔬菜 B. 水果
    C. 谷类 D. 肉类
    E. 鱼类

13. 最经济的能量来源的食物类别为_____。
    A. 蔬菜水果类 B. 油脂类
    C. 畜禽类 D. 蛋奶类
    E. 粮谷类

14. 天然抗氧化物质的主要来源是_____。
    A. 粮谷类 B. 深海鱼类
    C. 蔬菜和水果 D. 山珍海味
    E. 鲍参鱼翅

15. 与牛奶相比，瘦肉的_____含量高且吸收较好。

A. 铁 B. 钙
C. 维生素 B_2 D. 维生素 C
E. 维生素 A

16. 中国居民膳食指南建议每人每日食盐的摄入量以不超过_____ g 为宜。
    A. 3 B. 4
    C. 5 D. 6
    E. 7

17. 减少烹调油用量是指每天烹调油摄入量不宜超过_____。
    A. 60 g 或 85 g B. 45 g 或 60 g
    C. 30 g 或 45 g D. 25 g 或 30 g
    E. 15 g 或 25 g

18. 成年人的健康体重是指体质指数（BMI）为_____ kg/m^2。
    A. 16～19.5 B. 18.5～23.9
    C. 18～25 D. 19～26
    E. 20～30

19. 衡量食不过量的最好的指标是_____。
    A. 能量的推荐摄入量 B. 体重
    C. 糖尿病的发病率 D. 高血脂的发生率
    E. 运动的能量消耗

20. 如饮酒应限量，"限量"是指_____。
    A. 成年男性一天饮用酒的酒精量不超过 20 g，女性不超过 10 g
    B. 成年男性一天饮用酒的酒精量不超过 22 g，女性不超过 17 g
    C. 成年男性一天饮用酒的酒精量不超过 25 g，女性不超过 15 g
    D. 成年男性一天饮用酒的酒精量不超过 28 g，女性不超过 18 g
    E. 成年男性一天饮用酒的酒精量不超过 30 g，女性不超过 20 g

21. 平衡膳食宝塔共分_____层。
    A. 3 B. 4
    C. 5 D. 6
    E. 7

22. 按 WHO 建议标准，BMI≥30 应判断为_____。
    A. 正常 B. 超重
    C. 肥胖 D. 消瘦

E. 重度肥胖

23. 维生素 A 缺乏最常见的人群是_____。
    A. 儿童   B. 青壮年
    C. 孕妇   D. 乳母
    E. 老年人

24. 孕妇出现巨幼红细胞性贫血，主要是由于缺乏_____。
    A. 铁   B. 叶酸
    C. 蛋白质   D. 维生素 B_2
    E. 维生素 B_6

25. 以玉米为主食的地区容易发生_____。
    A. 佝偻病   B. 脚气病
    C. 脂溢性皮炎   D. 干眼病
    E. 癞皮病

26. 维生素 B_2 缺乏的典型症状为_____。
    A. 神经管畸形   B. 皮肤和牙龈出血
    C. 皮肤干燥   D. 唇炎和口角炎
    E. 腹泻

27. 某人感到疲倦、乏力、易感冒，检查发现牙龈肿胀出血，牙齿松动、关节肌肉疼痛、伤口难愈合，皮肤受碰撞出现淤斑。此人可能是缺乏_____。
    A. 维生素 C   B. 维生素 B_{12}
    C. 铁   D. 锌
    E. 叶酸

28. 最好的补铁食物来源是_____。
    A. 奶类   B. 动物血和肝脏
    C. 菠菜   D. 蛋类
    E. 谷类

29. 癞皮病典型三"D"特征是指_____。
    A. 腹泻、皮炎、出血   B. 皮炎、痴呆、腹泻
    C. 痴呆、脱发、腹泻   D. 皮炎、腹泻、疲倦
    E. 出血、疲倦、脱发

30. 下列有关佝偻病防治措施，_____项是错误的。
    A. 增加户外活动，多晒太阳 B. 提倡母乳喂养

C. 多吃富含钙食物 D. 长期大量服用维生素 D 制剂

E. 加强营养知识普及

31. 应用传播策略影响社区居民，促使相关个人及组织掌握知识，转变态度并做出有利于健康的行为，这种活动指_____。

A. 健康传播活动 B. 健康教育活动

C. 健康干预活动 D. 健康咨询活动

E. 健康监测活动

32. 下列关于知信行理论模式的叙述，正确的是_____。

A. "知"是知识，"信"是正确的信念，"行"指的是行动

B. 行为改变的关键步骤是确立信念

C. 只要获得了知识和信息，最终总会导致行为改变

D. 态度是行为改变的动力

E. 知识是行为的基础

33. 对教育对象进行营养教育的宣传途径一般不包括_____。

A. 个体传播 B. 面对面交流

C. 散发小册子 D. 讲课

E. 大众传播

34. 一人失水时表现为口渴、尿少、尿比重增高，常常是_____。

A. 脱水 B. 低渗性脱水

C. 高渗性脱水 D. 等渗性脱水

E. 体液丢失

35. 高温作业时应及时补充_____。

A. 白开水 B. 淡盐水

C. 高渗盐水 D. 果汁

E. 粥

36. 受膳食因素影响必须与结合的有机物分离才能被吸收的是_____。

A. 血红蛋白铁 B. 血红素铁

C. 非血红素铁 D. 铁蛋白

E. 转铁蛋白

37. 2007 年中国营养学会对《中国居民膳食指南》进行了重新修订，指出健康成年人每人每天的饮水量应达到_____ mL。

A. 1 000 B. 1 200

C. 1 500 D. 2 000

E. 3 000

38. 谷类主要提供的维生素是_____。

A. 维生素 A B. 维生素 D

C. 维生素 E D. 维生素 B_1

39. 动物肌肉内碳水化合物的存在形式为_____。

A. 葡萄糖 B. 乳糖

C. 半乳糖 D. 糖原

40. 某食品工厂在生产腌鱼过程中，添加了少量的亚硫酸钠以起到漂白和防腐的作用。对此种做法的卫生评价是_____。

A. 正确

B. 不正确，亚硫酸钠会使腌鱼褪色

C. 不正确，亚硫酸钠会破坏维生素及矿物质

D. 不正确，亚硫酸钠的残留气味会掩盖腌鱼的腐败味

41. 鲜奶消毒常采用_____。

A. 化学杀菌保藏法 B. 物理杀菌法

C. 放射消毒法 D. 熏制法

42. 孕早期由于呕吐完全不能进食时，静脉给予葡萄糖是为了_____。

A. 促进机体利用蛋白质 B. 促进脂肪动员

C. 促进微量营养素吸收 D. 防止胎儿低血糖症

E. 防止酮体对胎儿早期脑发育的影响。

43. 合成 1 000 mL 乳汁，需要母体多摄入_____ kcal 能量。

A. 700 B. 800

C. 900 D. 1 000

E. 600

44. 不能通过乳腺进入乳汁的营养素有_____。

A. 钙和铁 B. 长链多不饱和脂肪酸和铁

C. 必需氨基酸和钙 D. 钙和维生素 D

E. 维生素 D 和铁

45. 乳母对铁的需要主要用于_____。

A. 供给婴儿生长需要 B. 预防婴儿缺铁性贫血

C. 恢复孕期铁丢失 D. 胎儿铁储备

E. 促进婴儿免疫力提高

46. 添加婴儿辅助食品时，下列食品哪一种优先添加_____。
    A. 米粉糊　　　　　　　　　　B. 蒸鸡蛋
    C. 肉泥　　　　　　　　　　　D. 豆制品
    E. 鱼泥

47. 下列哪个地区和季节的婴儿容易发生维生素D缺乏_____。
    A. 南方夏天出生　　　　　　　B. 南方冬天出生
    C. 北方夏天出生　　　　　　　D. 北方冬天出生
    E. 西部地区

48. 0～6个月婴儿，脂肪摄入量应占总能量的_____。
    A. 25%～30%　　　　　　　　B. 30%～35%
    C. 40%～45%　　　　　　　　D. 45%～50%
    E. 50%～55%

49. 对婴儿智力发育有促进作用的脂肪酸是_____。
    A. n—6系列的γ—亚麻酸和花生四烯酸、n—3系列的EPA和DHA
    B. n—6系列的γ—亚麻酸和EPA、n—3系列的花生四烯酸和DHA
    C. n—6系列的花生四烯酸和DHA、n—3系列的γ—亚麻酸和DHA
    D. n—6系列的γ—亚麻酸和花生四烯酸、n—3系列的EPA和DHA
    E. n—6系列的花生四烯酸、DHA和EPA、n—3系列的γ—亚麻酸

50. 婴儿膳食中碳水化合物的主要来源是_____。
    A. 半乳糖　　　　　　　　　　B. 糖原
    C. 葡萄糖　　　　　　　　　　D. 淀粉
    E. 乳糖

51. 下列对老年人能量消耗特点描述错误的是_____。
    A. 基础代谢率下降
    B. 基础代谢的能量消耗降低
    C. 由于能量消耗降低，因此能量需求也应降低
    D. 消耗的总能量减少
    E. 体力活动消耗的能量相对增加

52. 下列关于人乳和牛乳中蛋白质的比较，正确的说法是_____。
    A. 人乳中蛋白质含量比牛乳中的蛋白质含量高
    B. 人乳中的蛋白质以乳清蛋白为主

C. 牛乳中的蛋白质以乳清蛋白为主

D. 人乳和牛乳中酪蛋白和乳清蛋白的比例接近

E. 酪蛋白比乳清蛋白更容易消化吸收

53. 下列关于人乳和牛乳中脂肪的比较，正确的是_____。

  A. 人乳中脂肪的种类比牛乳多，而总的含量比牛乳少

  B. 人乳中脂肪的种类比牛乳少，而总的含量比牛乳多

  C. 人乳中脂肪的种类和含量均比牛乳多

  D. 人乳中脂肪的种类和含量均比牛乳少

  E. 脂肪的种类和含量均差不多

54. 为预防高血压的发生，食盐的摄入应控制在每天_____ g以下。

  A. 10   B. 9

  C. 8   D. 7

  E. 6

55. 每天人体产生的内生水大约_____mL。

  A. 100   B. 150

  C. 200   D. 250

  E. 300

56. 出汗分为显性和非显性两种，显性出汗主要通过_____的活动实现。

  A. 皮肤   B. 排尿

  C. 排便   D. 汗腺

  E. 呼吸道

57. 正常人每日水的来源和排出应处于动态平衡，因此，水的来源和排出每天应维持在_____ mL。

  A. 1 500   B. 1 800

  C. 2 000   D. 2 500

  E. 4 000

58. 不是膳食纤维特性的是_____。

  A. 吸水作用   B. 供能作用

  C. 黏滞作用   D. 阳离子交换作用

  E. 细菌发酵作用

59. 不能结合胆酸，没有降血脂作用的膳食纤维是_____。

  A. 果胶   B. 树胶

C. 豆胶 D. 半纤维素

E. 木质素

60. 细胞外液含钠量增多时可引起_____。

A. 细胞水肿 B. 组织水肿

C. 血液浓缩 D. 血液稀释

E. 尿量增多

三、**多项选择题**（下列每题中的多个选项中，至少有2个是正确的，请将正确答案的代号填在横线空白处，每题1分，共40分）

61. 造成钠缺乏的原因有_____。

A. 呕吐 B. 腹泻

C. 使用利尿剂 D. 肾上腺皮质功能减退

E. 胆石症

62. 长期大剂量服用可引起机体蓄积中毒的营养素包括_____。

A. 维生素 A B. 维生素 D

C. 维生素 E D. 维生素 K

E. 铁剂

63. 机体缺乏时可以出现皮肤损害的维生素是_____。

A. 维生素 A B. 维生素 B_1

C. 维生素 B_2 D. 烟酸

E. 生物素

64. 机体缺乏时出现小细胞性贫血的营养素是_____。

A. 铁 B. 锌

C. 叶酸 D. 维生素 B_6

E. 维生素 B_{12}

65. 当机体长期缺乏时会对视力产生影响的营养素是_____。

A. 脂肪酸 B. 维生素 A

C. α—亚麻酸 D. γ—亚麻酸

E. 维生素 E

66. 社区营养教育评价的内容包括_____。

A. 是否达到目标 B. 实施营养教育产生的效果

C. 是否按计划执行 D. 分析影响效果的原因

E. 取得成功的经验

67. 在制订营养改善项目计划时，属总体计划的主要内容为_____。
    A. 项目背景描述 B. 总目标及分目标
    C. 拟采取的营养干预措施 D. 时间安排
    E. 执行组织及其参加人员名单

68. 社区营养改善措施可以是_____。
    A. 进行营养教育和咨询服务 B. 改善卫生条件
    C. 推行食品强化 D. 补充营养素，防治营养缺乏病
    E. 调整膳食结构，预防慢性疾病

69. 可以从下列哪些部门中获得社区居民营养与健康资料_____。
    A. 政府行政部门 B. 科研学术部门
    C. 医院 D. 疾病控制中心
    E. 妇幼保健院

70. 对所存在的营养问题进行综合分析时，应弄清的问题有_____。
    A. 人群分布 B. 存在何种营养性疾病
    C. 营养性疾病的程度 D. 疾病产生的原因
    E. 该疾病将产生的影响

71. 营养改善项目报告制度包括_____。
    A. 工作进展报告 B. 经费报告
    C. 总结报告 D. 评价报告
    E. 以上均是

72. 下列可提供优质蛋白的食物包括_____。
    A. 牛肉 B. 豆腐
    C. 鸡蛋 D. 番茄

73. 谷类加工越细，营养素损失得较多的为_____。
    A. 维生素 B_1 B. 膳食纤维
    C. 维生素 E D. 淀粉

74. 与谷类相比，豆类下列哪些营养素含量较高_____。
    A. 烟酸 B. 胡萝卜素
    C. 维生素 C D. 维生素 E

75. 菌藻类食物微量元素含量丰富，含量约是其他食物的数倍甚至10倍的矿物质为_____。
    A. 铬 B. 铁

C. 锌　　　　　　　　　　　　D. 硒

76. 属于油脂类的坚果包括＿＿＿＿＿＿。
   A. 榛子　　　　　　　　　　B. 腰果
   C. 杏仁　　　　　　　　　　D. 葵花子

77. 下列食物中哪些食物ω-3多不饱和脂肪酸（也称n-3多不饱和脂肪酸）含量高＿＿＿＿＿＿。
   A. 三文鱼　　　　　　　　　B. 沙丁鱼
   C. 菠菜　　　　　　　　　　D. 猪肉

78. 含牛磺酸>500 mg/100 g可食部的食物是＿＿＿＿＿＿。
   A. 海螺　　　　　　　　　　B. 毛蚶
   C. 杂色蛤　　　　　　　　　D. 鲫鱼

79. 因其饱和脂肪含量高，应该少吃的油脂是＿＿＿＿＿＿。
   A. 大豆油　　　　　　　　　B. 花生油
   C. 牛油　　　　　　　　　　D. 猪油

80. 下列茶叶，加工过程中有发酵工艺的为＿＿＿＿＿＿。
   A. 绿茶　　　　　　　　　　B. 红茶
   C. 乌龙茶　　　　　　　　　D. 白茶

81. 保健食品常用功效成分有＿＿＿＿＿＿。
   A. 功能性脂类成分　　　　　B. 膳食纤维
   C. 食品防腐剂　　　　　　　D. 益生菌

82. 亚慢性毒性试验包括＿＿＿＿＿＿。
   A. 90天喂养试验　　　　　　B. 繁殖试验
   C. 传统致畸试验　　　　　　D. 代谢试验

83. 属于物理保藏的为＿＿＿＿＿＿。
   A. 冷冻保藏　　　　　　　　B. 冻结保藏
   C. 辐照保藏　　　　　　　　D. 盐渍保藏

84. 微波加热的特点是＿＿＿＿＿＿。
   A. 加热速度快　　　　　　　B. 低温灭菌，保持营养
   C. 通过水分升华作用干燥　　D. 加热均匀性好

85. 加工烹调过程中损失小，一般不会随水流失的营养素是＿＿＿＿＿＿。
   A. 维生素C　　　　　　　　 B. 维生素A
   C. 叶酸　　　　　　　　　　D. 烟酸

E. 维生素 E

86. 维生素 C 在储存过程中都有不同程度的损失，但在某些含有生物类黄酮的水果中较稳定，这些水果是_____。

A. 黄瓜　　　　　　　　　　B. 西红柿

C. 刺梨　　　　　　　　　　D. 枣

E. 草莓

87. 患有"骨质疏松症"的患者需要补充的营养素有_____。

A. 钙　　　　　　　　　　　B. 维生素 D

C. 维生素 A　　　　　　　　D. 维生素 C

E. 维生素 E

88. 水的生理功能包括_____。

A. 构成细胞和体液成分　　　B. 参与新陈代谢

C. 润滑作用　　　　　　　　D. 维持酶的活性

E. 调节体温

89. 膳食纤维特性的是_____。

A. 吸水作用　　　　　　　　B. 供能作用

C. 黏滞作用　　　　　　　　D. 阳离子交换作用

E. 细菌发酵作用

90. 可以结合胆酸，有降血脂作用的膳食纤维是_____。

A. 果胶　　　　　　　　　　B. 树胶

C. 豆胶　　　　　　　　　　D. 木质素

E. 半纤维素

91. 水平衡调节的影响因素有_____。

A. 习惯　　　　　　　　　　B. 口渴中枢

C. 抗利尿激素　　　　　　　D. 胰腺

E. 肾脏

92. 蛋白质—能量营养不良的分类包括_____。

A. 水肿型　　　　　　　　　B. 消瘦型

C. 肌肉萎缩型　　　　　　　D. 腹突型

E. 混合型

93. 蛋白质的互补作用原则是指_____。

A. 食物的生物学种属越远越好　　B. 动物性食物之间的混合较好

C. 搭配的种类越多越好 D. 食用时间越近越好

E. 人体缺乏的补足为好

94. 食物血糖生成指数影响最大的三个因素为_____。

   A. 碳水化合物含量 B. 蛋白质含量

   C. 脂肪含量 D. 膳食纤维

   E. 食物重量

95. 我国居民传统的膳食结构特点包括_____。

   A. 高碳水化合物 B. 高膳食纤维

   C. 低动物脂肪 D. 低盐

   E. 奶摄入量较高

96. 中国居民膳食指南提倡多吃蔬菜、水果和薯类，主要目的是为人体供给_____。

   A. 优质蛋白质 B. 维生素 C

   C. 维生素 D D. 膳食纤维

   E. 脂肪

97. 营养缺乏病治疗的一般原则是_____。

   A. 积极治疗原发病 B. 充分利用食物纠正营养素缺乏

   C. 从营养素相互关系考虑治疗方案 D. 适当给予营养补充剂

   E. 改善不良的饮食习惯和行为

98. 判断肥胖的常用指标有_____。

   A. 体质指数 B. 腰围

   C. 腰臀比 D. 上臂围

   E. 胸围

99. 高血压的营养防治原则包括_____。

   A. 减体重 B. 减少钠盐的摄入量

   C. 增加富含钾和钙的食物 D. 限制饮酒

   E. 增加体力活动

100. 与痛风发生关系密切的膳食因素包括_____。

   A. 肥胖 B. 低嘌呤膳食

   C. 高脂肪膳食 D. 摄入较多的蔬菜和水果

   E. 饮酒

四、简述题（共20分，第1、第2题各6分，第3题8分）

1. 简述世界上4种膳食结构的优缺点。

2. 简述哪些食物含膳食纤维高，提高膳食纤维摄取量的途径有哪些，哪些途径是可以持久的。

3. 名词解释

（1）DRIs　　（2）GI　　（3）参考蛋白质　　（4）TVBN　　（5）INQ

基础知识考核模拟试卷（三）参考答案及说明

一、判断题

1. ×。棉子糖、水苏糖属于寡糖。
2. ×。细胞内外液的成分，如钾、钠、氯和蛋白质一起维持细胞内外液适宜的渗透压。
3. √
4. √
5. ×。人体断水至失去全身水分的20%，就可能导致死亡。
6. ×。叶酸、泛酸、生物素属于B族维生素。
7. ×。女性体内脂肪较多，水分含量不如男性高。
8. ×。半纤维素属于可溶性膳食纤维，纤维素、木质素属于非可溶性膳食纤维。
9. ×。蛋白质、脂肪、碳水化合物在体内代谢会产生内生水，脂肪产生的内生水最多。
10. ×。缺乏维生素 B_{12} 和叶酸会引起巨幼红细胞性贫血。
11. √
12. ×。1 μg 视黄醇当量=6 μg β-胡萝卜素。
13. ×。铁、锌是人体必需的微量元素。
14. √
15. ×。RNI 是以 EAR 为基础制定的，如果已知 EAR 的标准差，则 RNI 定为 EAR 加2个标准差。
16. ×。碳水化合物具有抗生酮作用。
17. ×。将玉米、面粉、大豆混合食用，会提高蛋白质的生物价。因为玉米、面粉蛋白质中赖氨酸含量较低，蛋氨酸相对较高，而大豆中的蛋白质正好相反，混合食用时赖氨酸和蛋氨酸可以相互补充。
18. ×。果糖的血糖生成指数低于蔗糖。
19. √
20. √

二、单项选择题

1. E 2. B 3. E 4. C 5. D 6. B 7. D 8. E 9. C 10. D 11. D 12. C 13. E
14. C 15. A 16. D 17. D 18. B 19. D 20. C 21. C 22. C 23. A 24. B 25. E
26. D 27. A 28. B 29. B 30. D 31. A 32. E 33. C 34. C 35. B 36. C 37. D
38. D 39. D 40. D 41. B 42. E 43. C 44. E 45. C 46. A 47. D 48. D 49. D
50. E 51. E 52. B 53. A 54. E 55. E 56. D 57. D 58. B 59. E 60. C

三、多项选择题

61. ABCD 62. ABE 63. ACD 64. AD 65. BC 66. ABCDE 67. ABCDE
68. ABCDE 69. ABCDE 70. ABCD 71. ABCDE 72. ABC 73. ABC 74. BD 75. BCD
76. ABCD 77. AB 78. ABC 79. CD 80. BC 81. ABD 82. ABD 83. ABC 84. ABD
85. BE 86. CD 87. ABCDE 88. ABCE 89. ACDE 90. ABCE 91. BCE 92. ABE
93. ACD 94. ACD 95. ABC 96. BD 97. ABCDE 98. ABC 99. ABCDE 100. ACE

四、简述题

答：1.（1）动植物食物平衡的膳食结构

膳食中动物性食物与植物性食物比例比较适当。日本人的膳食可以作为该类型的代表。特点：能量能够满足人体需要，又不至过剩；蛋白质、脂肪和碳水化合物的供能比例合理；膳食纤维和来自于动物性食物的营养素均比较充足，同时动物脂肪又不高。

（2）以植物性食物为主的膳食结构

膳食构成以植物性食物为主，动物性食物为辅。大多数发展中国家的膳食属此类型。特点：谷物食品消费量大，动物性食品消费量小；动物性蛋白质一般占蛋白质总量的10%~20%，植物性食物提供的能量占总能量近90%；膳食能量基本可满足人体需要，但蛋白质、脂肪摄入量均低，主要来自动物性食物的营养素（如铁、钙、维生素A等）摄入不足；营养缺乏病是这些国家人群的主要营养问题；膳食纤维充足、动物性脂肪较低，有利于冠心病和高脂血症的预防。

（3）以动物性食物为主的膳食结构

这种膳食结构是多数欧美发达国家的典型膳食结构，属于营养过剩型的膳食。特点：高能量、高脂肪、高蛋白质而膳食纤维较低；营养过剩是此类膳食结构国家人群所面临的主要健康问题。

（4）地中海膳食结构

该膳食结构的特点是居住在地中海地区的居民所特有的，意大利、希腊可作为该种膳食结构的代表。特点：膳食富含植物性食物，包括水果、蔬菜、薯类、谷类、豆类、果仁等；食物的加工程度低，新鲜度较高，该地区居民以食用当季、当地产的食物为主；橄榄油是主要的食用油,所占比例较高;每天食用少量、适量奶酪和酸奶;每周食用少量、适量鱼、禽、蛋;以新鲜水果作为典型的每日餐后食品,甜食每周只食用几次;每月食用几次红肉(猪、牛和羊肉及其产品);大部分成年人有饮用葡萄酒的习惯。地中海地区居民心脑血管疾病发生率很低。

2. 蔬菜、粗制谷类、薯类、豆类是膳食纤维良好来源,高膳食纤维含量的保健食品也可以是良好来源。

提高摄入量的途径有改善膳食组成,如提高蔬菜、全谷类食品、燕麦、菌类、生薯类等食品的摄入比例,少吃精致食物;多吃整果,少喝果汁;按照食品标签提示,选择高膳食纤维食品;必要时食用添加膳食纤维的食品。成人每天保持 25 g 以上的膳食纤维摄入量,改善食物结构是可以持续的办法。

3.(1)DRIs——膳食营养素参考摄入量。

(2)GI——血糖生成指数。

(3)参考蛋白质——蛋白质功效比值测定中常设对照组,使用酪蛋白为对照蛋白质,也称参考蛋白质。

(4)TVBN——挥发性盐基总氮。

(5)INQ——营养素密度。

基础知识考核模拟试卷（四）

一、判断题（下列判断正确的请在括号内打"√"，错误的请在括号内打"×"，每题0.5分，共10分）

1. AI 和 RNI 的区别在于 RNI 的准确性远不如 AI，可能明显高于 AI。（　）
2. 基础代谢率与体重成正比。（　）
3. 酪氨酸和胱氨酸属于条件必需氨基酸。（　）
4. 食物蛋白质的氨基酸组成与参考蛋白质比较，缺乏较多的氨基酸，这称为限制氨基酸。（　）
5. 从脂肪酸分子上的羧基端碳原子算起，如果第一个不饱和键所在碳原子的序号是 3，则为 n—3 系列脂肪酸。（　）
6. 不完全蛋白质是指所含必需氨基酸种类不全，既不能维持生命，也不能促进生长发育的蛋白质。（　）
7. 常量元素是指体内含量较多，每日膳食需要量都在 100 mg 以上者。（　）
8. 蛋白质摄入过高，会增加肾小球滤过率，降低肾小管对钙的再吸收，使钙排出增加。（　）
9. 血红素铁在体内的吸收受植酸、草酸等因素的影响。（　）
10. 成人碘的可耐受最高摄入量是 800 μg。（　）
11. 色氨酸在体内可转化为烟酸。（　）
12. 植物性食品基本不含维生素 B_{12}。（　）
13. 叶酸只有还原成二氢叶酸才能发挥其生理活性。（　）
14. 低渗性脱水以电解质流失为主，水的流失较少。（　）
15. 非可溶性膳食纤维在肠道易被细菌酵解，所产生的短链脂肪酸可作为肠道细胞的能量来源。（　）
16. 组氨酸、苏氨酸、酪氨酸是人体必需氨基酸。（　）
17. DRIs 包括 EAR、RDA、AI 和 UL 四项内容。（　）
18. 食物中脂肪的热效应大于蛋白质的热效应。（　）

19. 动物结缔组织和肉皮中的胶质蛋白属于半完全蛋白质。（   ）
20. 蛋白质在体内代谢可转变成脂肪和碳水化合物。（   ）

二、单项选择题（下列每题有多个选项，其中只有1个是正确的，请将其代号填写在横线空白处，每题0.5分，共30分）

1. 大米的第一限制氨基酸是_____。
   A. 蛋氨酸   B. 赖氨酸
   C. 丙氨酸   D. 组氨酸
   E. 胱氨酸

2. 下列哪种谷类食物含微量元素铬较多_____。
   A. 大米   B. 小米
   C. 小麦   D. 玉米
   E. 荞麦

3. 下列哪种食物含蛋白质较多_____。
   A. 大米   B. 大豆
   C. 小麦   D. 蔬菜
   E. 苹果

4. 大豆的限制氨基酸是_____。
   A. 蛋氨酸   B. 赖氨酸
   C. 丙氨酸   D. 苏氨酸
   E. 亮氨酸

5. 下列哪种豆制品含维生素C较多_____。
   A. 豆浆   B. 豆腐
   C. 豆腐干   D. 豆芽
   E. 腐乳

6. 含抗胰蛋白酶因子的为_____。
   A. 大豆   B. 小麦
   C. 菠菜   D. 大米
   E. 无花果

7. 含淀粉最少的豆类为_____。
   A. 大豆   B. 蚕豆
   C. 绿豆   D. 小豆
   E. 豌豆

8. 下列哪种植物性食物含微量元素硒较多_____。
   A. 胡萝卜   B. 萝卜
   C. 南瓜   D. 藕
   E. 大蒜

9. 下列哪种植物性食物含脂肪最高_____。
   A. 松子   B. 大米
   C. 栗子   D. 燕麦
   E. 莲子

10. 下列哪种水果含维生素 C 最高_____。
    A. 猕猴桃   B. 苹果
    C. 香蕉   D. 梨
    E. 荔枝

11. 下列关于畜禽肉蛋白质含量的描述，错误的是_____。
    A. 畜禽肉蛋白质含量为 10%～20%   B. 猪肉的蛋白质含量最高
    C. 牛肉蛋白质含量高达 20%   D. 猪里脊肉蛋白质含量约为 21%
    E. 鸡胸肉的蛋白质含量约为 20%

12. 下列关于畜禽肉脂肪含量的描述，错误的为_____。
    A. 猪瘦肉中的脂肪含量高于羊瘦肉   B. 猪瘦肉中的脂肪含量高于牛瘦肉
    C. 兔肉的脂肪含量也较低   D. 鸭和鹅的脂肪含量最低
    E. 禽类脂肪的营养价值高于畜类脂肪

13. 下列哪项是畜禽肉脂肪的组成特点_____。
    A. 畜肉脂肪以不饱和脂肪酸为主
    B. 畜肉脂肪主要由硬脂酸、棕榈酸和油酸等组成
    C. 畜肉脂肪熔点高于禽肉脂肪
    D. 禽肉脂肪含有较多的亚油酸
    E. 瘦肉中胆固醇含量高于肥肉

14. 下列对鸡蛋营养特点的描述，错误的是_____。
    A. 全鸡蛋蛋白质的含量为 10%～15%
    B. 蛋黄中的主要蛋白质是与脂类相结合的脂蛋白和磷蛋白
    C. 鸡蛋黄中脂肪含量为 30%～33%
    D. 鸡蛋黄中磷脂占 30%～33%
    E. 鸡蛋黄中胆固醇占 62%～65%

15. 有关蛋黄中铁营养的描述，不正确的是_____。
    A. 蛋黄中所含铁元素较高　　　　　B. 蛋中所含铁以血红素铁形式存在
    C. 蛋黄中含有卵黄高磷蛋白　　　　D. 卵黄高磷蛋白对铁的吸收有干扰作用
    E. 蛋黄中铁的生物利用率为3%左右

16. 最富含牛磺酸的是_____。
    A. 贝类的肉质　　　　　　　　　　B. 鱼类的肉质
    C. 淡水产品　　　　　　　　　　　D. 鸡蛋
    E. 瘦肉

17. 下列关于乳类蛋白质的描述，错误的是_____。
    A. 牛乳蛋白质含量为3.0%～3.5%　　B. 牛乳蛋白质分为酪蛋白和乳清蛋白两类
    C. 酪蛋白约占牛乳蛋白质的80%　　D. 乳清蛋白约占总蛋白质的20%
    E. 乳清蛋白约占总蛋白质的80%

18. 下列关于乳类脂肪的描述，错误的是_____。
    A. 牛乳含脂肪2.8%～4.0%
    B. 乳脂肪酸以不饱和脂肪酸为主
    C. 乳脂肪酸中偶数碳原子的直链中长链脂肪酸占绝对优势
    D. 室温下，乳脂肪呈固态
    E. 乳脂肪主要由甘油三酯组成

19. 下列关于母乳中碳水化合物的描述，错误的是_____。
    A. 主要为乳糖，含量约占4.6%
    B. 除乳糖外，还含有极少量葡萄糖
    C. 乳糖促进婴儿肠道内双歧杆菌的生长，对婴儿肠道健康有重要意义
    D. 乳糖不耐症在婴儿时期就有发生
    E. 乳糖不耐症多为继发

20. 下列有关牛乳的描述错误的是_____。
    A. 牛乳为弱碱性食品　　　　　　　B. 牛乳是最优质的钙来源
    C. 酸奶中的钙有较高的生物利用率　D. 牛乳与其他动物性食品一样为酸性食品
    E. 牛乳富含视黄醇和核黄素

21. 优质酱油中氨基酸态氮至少应大于_____。
    A. 0.1%　　　　　　　　　　　　　B. 0.4%
    C. 0.7%　　　　　　　　　　　　　D. 0.9%
    E. 1.0%

22. 酱类调味品发酵过程中能产生植物性食物所不含有的_____。
    A. 维生素 A   B. 维生素 B_1
    C. 维生素 B_2 D. 烟酸
    E. 维生素 B_{12}

23. 味精中主要呈味物质是_____。
    A. 天门冬氨酸   B. 谷氨酸
    C. 精氨酸   D. 色氨酸
    E. 蛋氨酸

24. 下列哪种食用油脂中胆固醇含量最高_____。
    A. 玉米油   B. 鱼油
    C. 精炼猪油   D. 牛油
    E. 调和油

25. 茅台酒属于_____。
    A. 酱香型   B. 清香型
    C. 浓香型   D. 兼香型
    E. 米香型

26. 乌龙茶属于_____。
    A. 发酵茶类   B. 半发酵茶类
    C. 不发酵茶类   D. 黑茶类
    E. 再加工茶

27. 食品中检出下列哪种菌属表示食品受到人和动物的粪便污染_____。
    A. 布氏杆菌   B. 伤寒杆菌
    C. 大肠杆菌   D. 副溶血性弧菌
    E. 肉毒梭菌类

28. 含蛋白质丰富的食物发生腐败变质最敏感和最可靠的鉴定指标是_____。
    A. 感官指标   B. 物理指标
    C. 化学指标   D. 微生物指标
    E. 以上都不对

29. 下列哪种真菌毒素中毒后引起步态不稳、形似醉酒，亦称醉谷病_____。
    A. T—2 毒素   B. 脱氧雪腐镰刀菌烯醇，又叫呕吐毒素
    C. 玉米赤霉烯酮   D. 展青霉素
    E. 赫曲霉毒素

30. 3-硝基丙酸常见于下列哪种食物霉变后产生的真菌毒素_____。
    A. 玉米	B. 小麦
    C. 花生	D. 甘蔗
    E. 水果

31. 食品中农药残留的来源，描述正确的是_____。
    A. 内吸性农药比渗透性和接触性农药残留多
    B. 粉剂比油剂更易残留
    C. 拌土比喷洒残留高
    D. 与特殊组织器官有高度亲和力的农药可通过食物链消除
    E. 气象条件对农药残留无影响

32. 有机磷农药对人畜的毒性主要在于_____。
    A. 抑制胆碱酯酶活性	B. 阻断神经传导
    C. 抑制含巯基的酶	D. 致突变作用
    E. 抑制造血功能

33. 施用钼肥可以降低粮食中哪种化学性污染物_____。
    A. 有机磷类农药	B. 二噁英类化合物
    C. 杂环胺化合物	D. 多环芳烃化合物
    E. 硝酸盐化合物

34. 多环芳烃类化合物最主要来源于下列哪类食物_____。
    A. 盐腌食品	B. 发酵食品
    C. 糖渍食品	D. 烘烤和熏制的食品
    E. 酸渍食品

35. 食品放射性污染对人体的危害，下列哪项叙述是不正确的_____。
    A. 免疫抑制作用	B. 损害生殖功能
    C. 致癌	D. 致畸
    E. 致突变

36. 易受寄生虫卵污染的为_____。
    A. 谷类	B. 豆类
    C. 蔬菜	D. 肉类
    E. 鱼类

37. 有关炭疽病处理的措施，错误的是_____。
    A. 6 h内采取措施	B. 8 h立即宰杀处理

C. 2 m以下深坑加生石灰掩埋　　　　D. 不放血焚烧

E. 饲养坊消毒

38. 罐头食品在37℃中保温7天，下列对胖听的描述哪项是正确的_____。

A. 胖听程度增大可能是生物性气胀　　B. 胖听程度不变可能是物理性膨胀

C. 胖听消失可能是化学性膨胀　　　　D. 胖听程度不变可能是生物性气胀

E. 胖听消失可能是生物性气胀

39. 瓶装汽水、果味汽水以及果味饮料中，大肠菌群应小于等于_____个/100 mL。

A. 6　　　　　　　　　　　　　　　B. 10

C. 50　　　　　　　　　　　　　　 D. 100

E. 250

40. 下列哪项指标是黄花鱼的次鲜感官指标_____。

A. 角膜透明　　　　　　　　　　　　B. 肌肉有弹性

C. 黏膜呈鲜红色　　　　　　　　　　D. 眼球平坦或稍凹陷

E. 肌肉与鱼骨脱离

41. 当仓库温度在18～20℃时，相对湿度在_____以上时适合虫卵孵化及寄生虫繁殖。

A. 35%　　　　　　　　　　　　　　B. 45%

C. 55%　　　　　　　　　　　　　　D. 65%

E. 75%

42. "贴壳蛋"的主要原因是细菌造成_____。

A. 蛋黄系带松弛和断裂　　　　　　　B. 蛋黄分解和散开

C. 蛋清和蛋黄分开　　　　　　　　　D. 蛋壳受到破坏

E. 气室变小

43. 在25℃时，牛奶抑菌最多可保持_____h。

A. 48　　　　　　　　　　　　　　　B. 36

C. 24　　　　　　　　　　　　　　　D. 6

E. 3

44. 引起沙门氏菌食物中毒的食物主要为_____。

A. 淀粉类食品，如剩饭等　　　　　　B. 肉类

C. 海鲜　　　　　　　　　　　　　　D. 罐头

E. 发酵食品

45. 对细菌性食物中毒的描述，下列哪项是错误的_____。

A. 大多发生于夏季

B. 沙门氏菌食物中毒的平均潜伏期比葡萄球菌食物中毒要长

C. 食用前充分加热（如100℃加热20 min）不能防止肉毒梭菌毒素食物中毒

D. 副溶血孤菌食物中毒容易出现发热

E. 乳及乳制品是引起葡萄球菌食物中毒的主要食物

46. 发酵的豆制品最容易出现哪类食物中毒_____。

  A. 肉毒梭菌毒素中毒   B. O_{157}：H_7 大肠杆菌食物中毒

  C. 葡萄球菌食物中毒   D. 变形杆菌食物中毒

  E. 沙门氏菌食物中毒

47. 下列陈述哪项是错误的_____。

  A. 不新鲜的青皮红肉类的海洋鱼容易组胺中毒

  B. 新鲜河豚鱼中毒主要是因为肌肉中也含有大量的毒素

  C. 河豚鱼在2—5月最毒

  D. 木薯和苦杏仁可以通过水泡和敞锅蒸煮来去毒

  E. 避免毒蕈中毒的最好办法是不食用野生蘑菇

48. 毒蕈中毒的临床表现复杂多样，但常见的临床表现不包括_____。

  A. 胃肠炎症状   B. 溶血

  C. 神经精神症状   D. 肝肾损害

  E. 发热

49. 下列关于食物中毒的预防和治疗，错误的是_____。

  A. 阿托品是有机磷农药中毒的特效药之一

  B. 催吐和洗胃是所有急性食物中毒早期治疗的重要措施

  C. 苦井水中毒可用美蓝解毒

  D. 食用前充分加热可预防河豚鱼中毒

  E. 食用前充分加热可有效预防感染型细菌性食物中毒

50. 在我国引起食物中毒的各类食物中，最常见的是_____。

  A. 不洁动物性食品   B. 有毒动植物

  C. 剩饭   D. 含化学性毒物的食物

  E. 不洁蔬菜、水果

51. _____以下的糖溶液一般不会对微生物的生长起抑制作用。

  A. 10%   B. 5%

  C. 1%   D. 50%

E. 15%

52. _____以上的糖溶液可阻止大多数酵母菌的生长。
   A. 50%   B. 60%
   C. 70%   D. 80%
   E. 85%

53. 电离辐射对机体的主要危害是_____。
   A. DNA损伤   B. RNA损伤
   C. 脂质过氧化   D. 线粒体损伤

54. 有害化合物进入机体后在肝脏经酶代谢，大多数经代谢减毒后排出体外，该酶是_____。
   A. 葡萄糖脱氢酶   B. 葡萄糖激酶
   C. 谷胱甘肽   D. 混合功能氧化酶

55. 高原环境作业，在产能营养素中，哪一种代谢能最灵敏地适应高原代谢变化_____。
   A. 蛋白质代谢   B. 碳水化合物代谢
   C. 脂肪代谢   D. 无机盐代谢

56. 食部是指_____。
   A. 市品去掉部分不可食部分后，剩余的可食部分所占的比例
   B. 市品去掉部分食部后，剩余的可食部分所占的比例
   C. 市品去掉部分可食部分后，剩余的可食部分所占的比例
   D. 市品去掉不可食部分后，剩余的可食部分所占的比例
   E. 以上都不是

57. 生熟比是指_____。
   A. 生食物体积÷熟食物体积   B. 熟食物体积÷生食物体积
   C. 生食物重量÷熟食物重量   D. 熟食物重量÷生食物重量
   E. 以上都不是

58. 在总理府办公室下设"全国喝奶运动委员会"的国家是_____。
   A. 美国   B. 日本
   C. 芬兰   D. 泰国
   E. 肯尼亚

59. 体质指数是指_____。
   A. 体重（kg）/[身高（cm）]^3 B. 体重（kg）/[身高（cm）]^2

C. 体重（kg）/ [身高（m）]³ D. 体重（kg）/ [身高（m）]²

E. 以上都不是

60. 能量 RNI 和 EAR 的关系是_____。

A. RNI＝EAR＋2SD B. RNI＝EAR－2SD

C. RNI＝1.2×EAR D. RNI＝EAR

E. 以上都不对

三、多项选择题（下列每题的多个选项中，至少有 2 个是正确的，请将正确答案的代号填在横线空白处，每题 1 分，共 40 分）

61. 对谷类食物营养特点的描述，下列哪些是正确的_____。

A. 谷类糊粉层的蛋白质含量比胚乳多 B. 谷类糊粉层的 B 族维生素含量比胚乳多

C. 谷类糊粉层的淀粉含量比胚乳多 D. 谷类糊粉层的矿物质含量比胚乳多

E. 谷类糊粉层的脂肪含量比胚乳多

62. 含维生素 C 较多的为_____。

A. 新鲜大米 B. 新鲜玉米

C. 新鲜水果 D. 新鲜蔬菜

E. 新鲜鸡蛋

63. 与谷类食物比较，豆类食物的营养特点为_____。

A. 蛋白质含量较高 B. 脂肪含量较高

C. 淀粉含量较高 D. 支链淀粉为主

E. 直链淀粉为主

64. 不属于完全蛋白质的有_____。

A. 大米 B. 大豆

C. 小米 D. 玉米

E. 小麦

65. 视黄醇的最主要来源包括_____。

A. 蛋黄 B. 蛋白

C. 牛奶 D. 瘦肉

E. 动物肝脏

66. 生吃鸡蛋的习惯不好，是因为_____。

A. 生的鸡蛋蛋白在胃内难以变性，因而难以消化

B. 生鸡蛋蛋清中，含有抗生物素蛋白，影响生物素吸收

C. 生鸡蛋蛋清中，含有抗胰蛋白酶，妨碍蛋白质消化

D. 生鸡蛋蛋黄中，含有抗生物素蛋白，影响生物素吸收

E. 生鸡蛋蛋黄中，含有抗胰蛋白酶，妨碍蛋白质消化

67. 下列关于蛋类合理利用的描述，正确的是_____。

　　A. 蛋黄中的胆固醇含量很高

　　B. 大量食用能引起高脂血症，增加患心血管疾病的危险

　　C. 蛋黄中所含卵磷脂具有降低血胆固醇的作用

　　D. 蛋类可以无限量食用

　　E. 每人每日吃 1~2 个鸡蛋，比较适量

68. 关于鱼类营养特点的描述正确的有_____。

　　A. 鱼类蛋白质含量平均 18% 左右　　B. 鱼类脂肪含量平均 5% 左右

　　C. 鳕鱼含脂肪最低，在 1% 以下　　D. 河鳗脂肪含量最高，达 10.8%

　　E. 鱼类尤其是海鱼，含嘌呤比较高

69. 鱼类脂肪主要是_____。

　　A. ω-3 不饱和脂肪酸　　B. ω-6 不饱和脂肪酸

　　C. ω-3α-亚麻酸　　D. EPA 和 DHA

　　E. ω-6 花生四烯酸

70. 强力味精中的主要增鲜物质是_____。

　　A. 天门冬氨酸　　B. 肌苷酸钠

　　C. 苏氨酸　　D. 鸟苷酸钠

　　E. 酒石酸

71. 发酵酒的能量主要来源于_____。

　　A. 乙醇　　B. 糖

　　C. 氨基酸　　D. 维生素

　　E. 矿物质

72. 粮食的卫生标准包括_____。

　　A. 砷和汞　　B. DDT

　　C. 黄曲霉毒素　　D. 挥发性盐基氮

　　E. 细菌总数

73. 高温防止食物腐败变质的原理在于_____。

　　A. 降低活性水分　　B. 提高渗透压

　　C. 杀灭微生物　　D. 破坏酶的活性

　　E. 破坏食物的饱和脂肪酸

74. 关于黄曲霉毒素的结构和理化特性的描述，正确的是_____。
   A. 二呋喃环末端有双键的毒性大
   B. 皆溶于水
   C. 在紫外光照射下产生荧光
   D. 不耐热，一般烹调方法可以破坏
   E. 在碱性条件下，其内酯环易破坏

75. 环境中二噁英主要来源于_____。
   A. 除草剂和落叶剂的使用
   B. 城市垃圾的焚烧
   C. 环境中光化学反应
   D. 医院的废弃物
   E. 汽车尾气

76. N－亚硝基化合物的前体包括_____。
   A. 硝酸盐
   B. 亚硝酸盐
   C. 胺类
   D. 碳酸盐
   E. 硫酸盐

77. 高温烹调富含蛋白质的食物，下列哪些烹调条件会引起杂环胺的生成增加_____。
   A. 温度越高，形成的杂环胺越多
   B. 蛋白质含量越高，形成的杂环胺越多
   C. 烹调时间越长，形成的杂环胺越多
   D. 烹调时间越长，杂环胺的形成速度越快
   E. 水分含量越少，形成的杂环胺越多

78. 引起食物中毒的食物包括_____。
   A. 未煮熟的四季豆
   B. 新鲜黄花菜
   C. 刚腌不久的蔬菜
   D. 野生蘑菇
   E. 发芽的土豆

79. 食物中毒的调查包括_____。
   A. 食物中毒的类型调查
   B. 有毒食品的调查
   C. 中毒原因的调查
   D. 中毒患者的个案调查
   E. 肇事责任人的调查

80. 易引起缺氧症状的食物中毒包括_____。
   A. 木薯
   B. 苦井水
   C. 有机磷农药
   D. 蔬菜中的硝酸盐
   E. 河豚鱼

81. 评价维生素 B_1 营养水平，常用的实验室指标有_____。
   A. 尿负荷试验
   B. 红细胞转酮醇酶活性
   C. 血清维生素 B_1 含量
   D. 谷光甘肽还原酶活性

E. 空腹尿中每克肌酐维生素 B_1 含量

82. 不健康生活方式和行为包括_____。
    A. 膳食结构不合理，不良的饮食习惯　　B. 缺乏运动或运动不足
    C. 吸烟　　D. 过量饮酒
    E. 睡眠不足

83. 贫血的判断主要方面是_____。
    A. 个人史　　B. 体检结果
    C. 膳食史　　D. 生化检验数据
    E. 家族史

84. 维生素 A 缺乏判断的检测指标有_____。
    A. 血清视黄醇　　B. 暗适应能力
    C. 生理盲点　　D. 眼结膜印迹细胞学法
    E. 皮肤症状

85. 儿童佝偻病的临床表现有_____。
    A. 胸部筋骨串珠　　B. 罗圈腿
    C. 手足镯　　D. 出牙晚
    E. 夜惊

86. 维生素 C 缺乏常见症状有_____。
    A. 头发脱落　　B. 牙龈出血
    C. 皮下出血　　D. 疲倦
    E. 关节肿胀

87. 维生素 B_2 缺乏常见症状有_____。
    A. 口角炎　　B. 阴囊炎
    C. 贫血　　D. 唇炎
    E. 发育不良

88. 妇女锌缺乏常见症状有_____。
    A. 生长发育迟缓　　B. 食欲不振
    C. 毛发稀疏、发黄　　D. 皮肤干燥
    E. 指甲变脆

89. 下列哪些情况引起胎儿发育异常_____。
    A. 叶酸缺乏　　B. 维生素 A 缺乏
    C. 缺锌　　D. 维生素 A 摄入过量

E. 维生素 C 缺乏

90. 造成营养素摄入不足的主要原因是_____。

    A. 食物供给不足   B. 天然食物缺乏
    C. 不良饮食习惯   D. 需求和消耗量增加
    E. 吸收利用障碍

91. 下列哪些说法是正确的_____。

    A. 维生素 D 缺乏以北方高发   B. 地方性氟病主要病因为氟摄入过量
    C. 癞皮病是由维生素 B_6 缺乏引起的   D. 维生素 C 缺乏可引起巨幼红细胞贫血
    E. 以上均正确

92. 含叶酸丰富的食物有_____。

    A. 动物内脏   B. 酵母
    C. 大豆   D. 菌类
    E. 蔬菜、水果

93. 容易发生中毒的营养素有_____。

    A. 维生素 A   B. 铁
    C. 氟   D. 维生素 D
    E. 维生素 B_1

94. 长期大量酗酒容易导致_____缺乏。

    A. 维生素 B_1 B. 维生素 B_2
    C. 维生素 C   D. 蛋白质
    E. 维生素 C

95. 有关预防维生素 A 缺乏病的措施，正确的是_____。

    A. 对易感人群进行检测   B. 多摄入富含维生素 A 的食物
    C. 长期多量摄入维生素 A 制剂   D. 对维生素 A 缺乏地区进行营养干预
    E. 以上均正确

96. 引起维生素 B_1 需要量增加或消耗过多的主要原因是_____。

    A. 长期发烧   B. 甲亢
    C. 高温作业   D. 妊娠、哺乳
    E. 糖尿病

97. 胰液的有机物主要是消化酶，包括_____。

    A. 胆汁酸
    B. α 淀粉酶

C. 胰脂肪酶，如磷脂酶 A_2、胆固醇酯酶和辅脂酶

D. 胰蛋白内肽酶，如胰蛋白酶、糜蛋白酶和弹性蛋白酶

E. 胰蛋白外肽酶，如羧基肽酶 A 和羧基肽酶 B

98. 脂类包括哪两大类_____。

   A 甘油三酯　　　　　　　　B. 类脂

   C. 固醇　　　　　　　　　　D. 磷脂

   E. 固醇酯

99. 下列关于脂肪消化的描述正确的是_____。

   A. 脂肪的消化在胃内已经开始

   B. 小肠蠕动可使脂肪油珠乳化成脂肪小滴

   C. 脂肪消化之后与肝脏分泌的磷脂胆固醇复合体结合成胆汁酸盐微团

   D. 经激活的胰脂肪酶水解为甘油和脂肪酸

   E. 约70%的脂肪被水解为单酰甘油和两分子脂肪酸，20%的甘油三酯被小肠黏膜细胞分泌的肠脂肪酶继续水解为脂肪酸及甘油

100. 人体必需氨基酸包括_____。

   A. 色氨酸　　　　　　　　　B. 赖氨酸

   C. 苯丙氨酸　　　　　　　　D. 酪氨酸

   E. 缬氨酸

四、简述题（共20分，第1、第2题各6分，第3题8分）

1. 简述蛋白质互补作用的含义。
2. 举例说明如何评价水溶性维生素的营养状况。
3. 简述食物中毒的特点。

基础知识考核模拟试卷（四）参考答案及说明

一、判断题

1. ×。AI 和 RNI 的区别在于 AI 的准确性远不如 RNI，可能明显高于 RNI。

2. ×。基础代谢率的高低与体重并不成比例关系，而与体表面积基本上成正比。

3. ×。酪氨酸和半胱氨酸属于条件必需氨基酸。

4. ×。食物蛋白质的必需氨基酸组成与参考蛋白质比较，缺乏较多的氨基酸称为限制氨基酸。

5. ×。从脂肪酸分子上离羧基最远端碳原子算起，如果第一个不饱和键所在碳原子的序号是 3，则为 n—3 系列脂肪酸。

6. √

7. ×。常量元素是指体内含量较多（＞0.01％体重），每日膳食需要量都在 100 mg 以上者。

8. √

9. ×。血红素铁在体内的吸收不受植酸、草酸等因素的影响。

10. ×。成人碘的可耐受最高摄入量是 1 000 μg。

11. √

12. √

13. ×。叶酸只有还原成四氢叶酸才能发挥其生理活性。

14. √

15. ×。可溶性膳食纤维在肠道易被细菌酵解，所产生的短链脂肪酸可作为肠道细胞的能量来源。

16. ×。组氨酸、苏氨酸是人体必需氨基酸。

17. ×。DRIs 包括 EAR、RNI、AI 和 UL 四项内容。

18. ×。食物中蛋白质的热效应大于脂肪的热效应。

19. ×。动物结缔组织和肉皮中的胶质蛋白属于不完全蛋白质。

20. √

二、单项选择题

1. B 2. E 3. B 4. A 5. D 6. A 7. A 8. E 9. A 10. A 11. B 12. D 13. E
14. E 15. B 16. A 17. E 18. B 19. D 20. D 21. C 22. E 23. B 24. C 25. A
26. B 27. C 28. A 29. C 30. D 31. A 32. B 33. E 34. D 35. A 36. C 37. B
38. A 39. A 40. D 41. D 42. A 43. D 44. B 45. C 46. A 47. B 48. E 49. D
50. A 51. A 52. A 53. A 54. D 55. B 56. D 57. C 58. D 59. D 60. D

三、多项选择题

61. ABDE 62. CD 63. AB 64. ACDE 65. ACE 66. BC 67. ABCE 68. ABCDE
69. AD 70. BD 71. ABC 72. ABC 73. CD 74. ACE 75. ABCDE 76. ABC 77. ABCE
78. ABCDE 79. ABCD 80. ABD 81. ABCE 82. ABCDE 83. ABCD 84. ABCD
85. ABCE 86. BCD 87. ABCD 88. BCDE 89. ABCD 90. ABCDE 91. AB 92. ABCDE
93. ABCD 94. ABE 95. ABD 96. ABCDE 97. BCDE 98. AB 99. BCDE 100. ABCE

四、简述题

答：1. 两种或两种以上的蛋白质混合食用，其中所含有的必需氨基酸取长补短，相互补充，达到较好的比例，从而提高蛋白质利用率的作用，即称为蛋白质互补作用。如大米和大豆混合食用会提高蛋白质的利用率，因大米蛋白质中赖氨酸含量低，蛋氨酸相对较高，而大豆中的蛋白质恰恰相反，混合食用时，两种可以相互补充。

2. 以维生素 B_1 为例。

（1）膳食调查，了解摄入的多少，是否满足需要。

（2）尿中硫胺素排出量，如负荷试验，成人一次口服 5 mg 硫胺素后，收集测定 4 h 尿硫胺素排出量。

（3）生化指标：红细胞转酮醇酶活性系数，一般认为大于 15% 为不足，大于 25% 为缺乏，由于维生素 B_1 缺乏早期就可见转酮醇酶活力下降，所以此法是目前评价维生素 B_1 营养状况较可靠的方法。

（4）观察和询问。

3.（1）发病呈暴发性，潜伏期短，来势急剧，短时间内可能有多数人发病，发病曲线呈上升的趋势。

（2）中毒病人一般具有相似的临床表现，常常出现恶心、呕吐、腹痛、腹泻等消化道症状。

(3) 发病与食物有关，患者在近期内都食用过同样的食物，发病范围局限在食用该有毒食物的人群。

(4) 食物中毒病人对健康人不具有传染性。